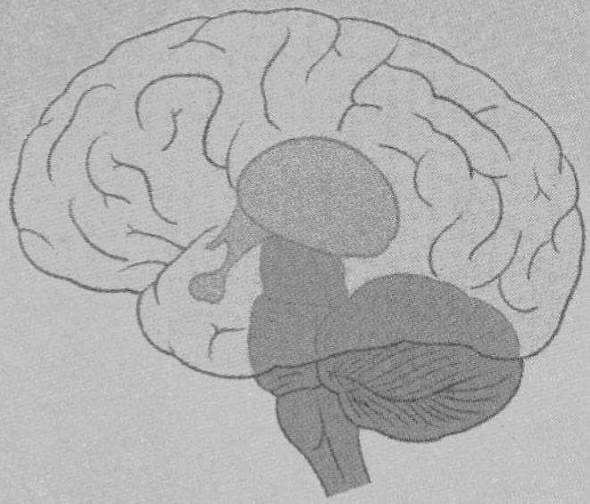

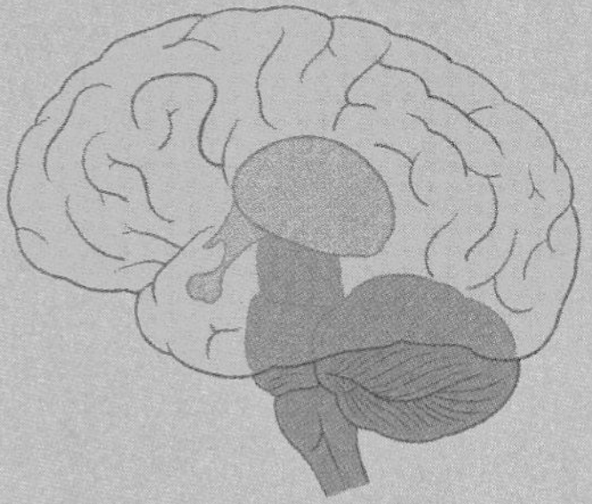

腦中風

一本讀通腦中風之成因、預防與復健的最新知識

蔡東翰 醫師——著

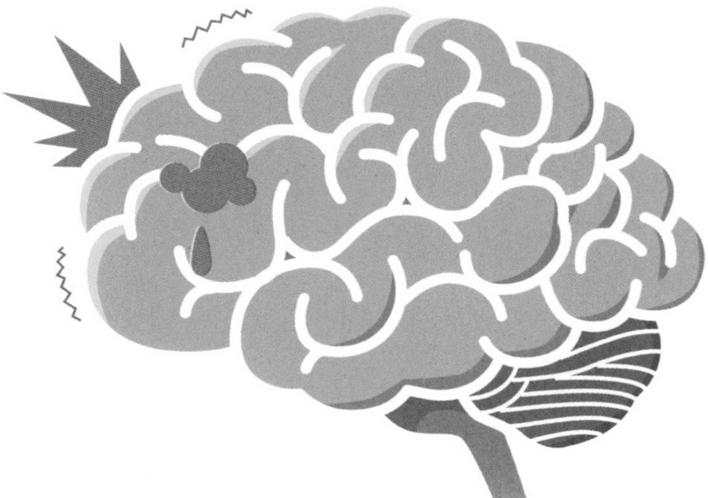

成因×預防×治療×復健×照護

晨星出版

序

「臨微不亂」+「腳比讚」＝急性腦中風

腦中風的治療近幾年無論是內科的藥物治療，還是外科的手術治療都有突飛猛進的進步；像是效果好、意外出血的風險更低的藥物被開發出來，以及經由腦血管導管直接將血栓取出，延長了腦中風治療的黃金時間的方式。但無論如何，發生腦中風時，搶時間趕快接受治療是非常重要的準則。目前國內國外都有簡單的口訣，讓病人可以輕易地分辨腦中風的發生。在國內推廣的口訣是「臨危不亂」。

「臨」——臨時手腳軟

「微」——微笑困難

「不」——不輪轉說話（說話不流利）

「亂」——不亂趕快就醫

但有一種常見的疾病——急性顏面神經麻痺，也是「臨」時發生臉歪嘴斜，不能「微」笑，講話漏風「不」輪轉。一般遇到這種情形往往「手腳發軟」，以為自己中風了。

這兩個疾病要如何區分呢？最簡單的方式就是自我檢查看看有沒有「腳比讚」的情形發生；如果呈現陽性反應，那幾乎可以確定是腦中風，一定要趕快就醫。再來就是急性顏面神經麻痺不會造成手腳無力，多是以為自己中風才嚇到手腳無力。

當我們發現有這些「臨危不亂」的主觀症狀時，就有可能是腦中風找上門了。除此之外，以下我將提供一個客觀的簡易神經理學檢查手法，當我們施作這個手法並呈現陽性反應的時候，更加可以確認是腦中風的發生。為了方便一般大眾學習這個手法，我把它暱稱為「腳比讚」；在醫學專業上來說這個測試手法叫做 babinski's test 或 Plantar reflex。這個手法即是拿一個微尖的東西輕輕刮腳底板，並注意觀察對方腳拇指的反應，若輕刮腳底時，腳拇指也跟著往上翹，即是有意義的陽性反應。

總而言之，測試自己有無「腳比讚」的情形比較容易區別。所以可以用一個簡單的公式記憶：

「臨微不亂」+「腳比讚」=急性腦中風

臨床上不論任何症狀常常都會被病人聯想到腦中風，例如板機指。手指頭彎曲後彈不起來也可以被聯想成中風，可見一般人對於腦中風的恐懼感有多大。

腦中風大致可分成栓塞性的腦中風以及出血性的腦中風兩種。出血性的腦中風病情變化會更快更嚴重，其中又以腦動脈瘤破裂造成的出血性腦中風最為嚴重，病人的死亡率往往大於50%。可以說是非死即傷，稱它為猛爆性的腦中風一點也不誇張。

然而一般民眾反而對這個腦動脈瘤的疾病非常陌生。腦動脈瘤在還沒有破裂的時候，95%以上是沒有症狀的。當它被發現的時候都是因為已經破裂造成腦出血了，但這時候早就為時已晚。所以如何在動脈瘤還沒破裂之前就把它診斷出來，是非常重要的一件事情。

就統計而言，大約有3%的人會有腦動脈瘤，要把這些人找出來是非常困難的，因為他們一點症狀都沒有，也沒有任何特徵，而且在以前，一定要做腦導管的血管攝影才能在動脈瘤破裂前診斷。腦導管的血管攝影是非常侵入性的檢查，大約會有1%的病人在接受檢查時會發生腦中風，風險不低。幸好現在有屬於非侵入性檢查的電腦斷層血管攝影，只是在檢查的同時需要注射顯影劑，一般只有腎功能不好以及對顯影劑過敏的人才不適合接受這項檢查，也就是說大部分的病人都適合。

至於哪些人特別需要檢查呢？也就是說哪些人比較可能會有腦動脈瘤的存在，它的危險因子包含哪些呢？

1. 大於40歲的人
2. 女生的風險大於男生
3. 停經後雌性激素低的女生
4. 抽菸
5. 有三高的人（高血壓、高血糖、高血脂）
6. 藥物濫用的病人
7. 頭部曾經有外傷的人
8. 有腦部動靜脈畸形的人
9. 有腦動脈瘤家族史
10. 血管硬化的人
11. 曾經有血路感染的人

危險因子愈多愈需要檢查，一旦被發現有動脈瘤也不需要過於恐慌，動脈瘤只要不持續變大，一般是不會對身體造成任何影響，大原則來說小於五至七毫米的腦動脈瘤是不需要積極處理的。這些人只要定期接受腦部電腦斷層血管攝影追蹤。一旦發現它有變大的情形才需要積極地處理它。至於處理的方式有兩大類，第一類是進行開顱手術將動脈瘤夾閉；第二類是透過腦導管的技術將動脈瘤栓塞掉。至於選擇哪一類方式就非常專業了，需要個案處理。詳細跟神經外科醫師討論溝通後，才能下決定，並沒有一定的做法。

當發現自己或家人有以上的危險因子時，可要求醫師做腦部電腦斷層的血管攝影，第一次做檢查可能需要自費，但這個檢查不只可以檢查出有沒有動脈瘤，也可以看出腦部血管的品質，譬如有沒有狹窄，其實就算自費也非常值得。若真的發現有動脈瘤存在，之後每次的追蹤就可以健保給付。這樣臨床醫師就比較不會有被健保局核刪的壓力。一般民眾也可以解決心中的疑慮，不再疑神疑鬼。

本書將詳細介紹腦部的解剖及生理、病理，腦中風的成因、分類及如何保養，深入簡出，力求讓各位讀者很快就可以對於腦中風有個基本且全面的概念。不再只是聞「腦中風」色變，無所適從。

蔡東翰

目錄 Contents

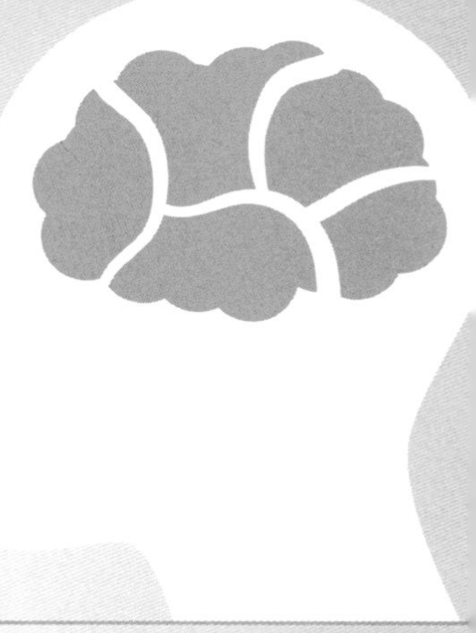

序 「臨微不亂」+「腳比讚」= 急性腦中風……3

PART 1 腦中風基本知識……11

腦部的構造……12
腦部的血管……16
腦中風的發病原因……18
中風的後遺症……41
中風的併發症……46

PART 2 怎麼診斷腦中風……49

什麼是腦中風……50
腦中風的徵兆……52
腦中風如何分類……54
缺血性腦中風……56
缺血性腦中風的臨床症狀……59
出血性腦中風……60
出血性腦中風臨床症狀……61
蜘蛛網膜下腔出血……62
短暫性腦缺血（小中風）……64
腦中風患者應進行哪些檢查……66
腦中風患者應進行哪些化驗……69

PART 3 腦中風的治療與預防……73

如何搶救中風患者……74
缺血性中風的治療方式……76
出血性中風的治療方式……81
蜘蛛網膜下腔出血的治療方式……84
如何預防腦中風……86
預防腦中風的三個級別……88
如何預防短暫性腦缺血發作……90
如何預防中風復發……92
慢性疾病患者如何預防中風……94
預防中風的飲食原則……98
預防中風的運動原則……101
如何保持心理平衡……103

PART 4 中風患者的日常保健……107

各時期的中風患者應護理的重點……108
中風康復護理的目標是什麼……110
中風患者的居家環境安全……112
照護者應做好哪些護理記錄……115
吞嚥障礙的照護要點……118
如何協助患者用餐……120
感覺障礙的照護要點……121
失語症的照護要點……122
腦壓升高的照護要點……123
大小便失禁的照護要點……124
日常衛生的照護要點……125
如何協助患者更衣……131

肢體無力與癱瘓的照護要點……136
中風患者的姿勢擺位……138
患者如何自行轉位……144
中風患者如何選用輔助工具……147

PART 5 中風患者的復健訓練……151

復健治療的好處……152
中風復健的原則與步驟……153
復健訓練時應注意什麼……157
開始復健——被動運動……160
開始復健——主動運動……173
開始復健——吞嚥訓練……174
開始復健——語言訓練……178
開始復健——記憶訓練……182
偏癱患者的復健訓練……184
面部癱瘓患者的復健訓練……197
如何預防中風患者肩膀疼痛……199
如何為中風患者按摩……201
中風復健新科技……207

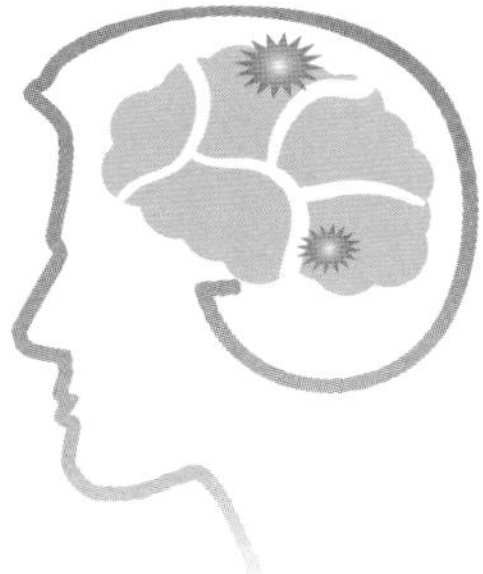

PART 1
腦中風基本知識

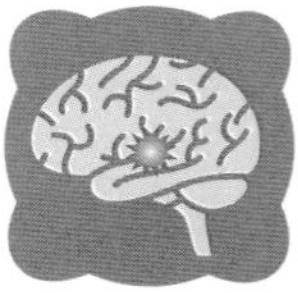

腦部的構造

人腦分成左右兩個半球，由神經纖維構成的胼胝體相連，結構和哺乳類動物相似，但在容量上與和人類相同體型的哺乳類動物相比，則大上許多。

人腦分成大腦、小腦和腦幹，其中，大腦又分為端腦和間腦；腦幹又分為中腦、橋腦和延髓，此外，人腦可說是由三層結締組織膜，亦即是軟腦膜、蜘蛛網膜、硬腦膜覆蓋。軟膜與腦實體表面緊密附著，且與蜘蛛網膜隔開較大的腔隙，稱為蜘蛛網膜下腔，其中充滿腦脊髓液。

大腦

大腦為神經系統最高級部分，由左、右兩個大腦半球組成，兩半球間有橫行的神經纖維相聯繫。大腦表面有很多往下凹的腦溝，腦溝之間有隆起的腦迴，因而大大增加了大腦皮層的面積。人的大腦皮層最為發達，可分為頂葉、額葉、枕葉和顳葉，是

腦部的構造

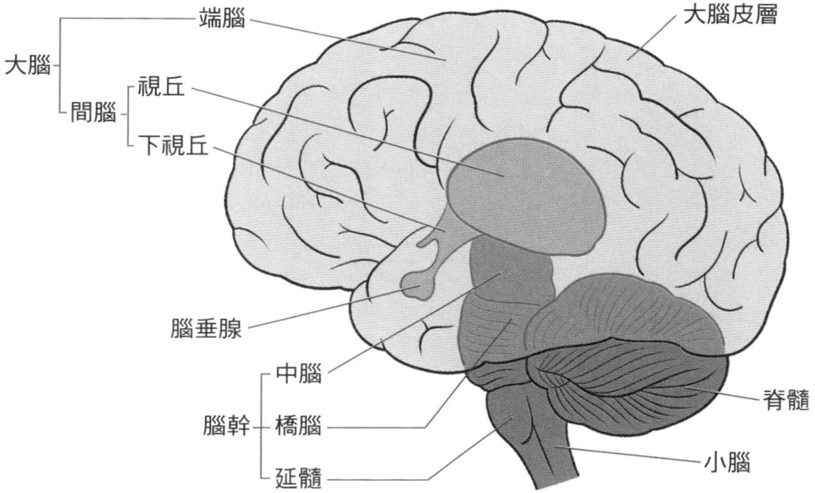

腦部構造剖面圖

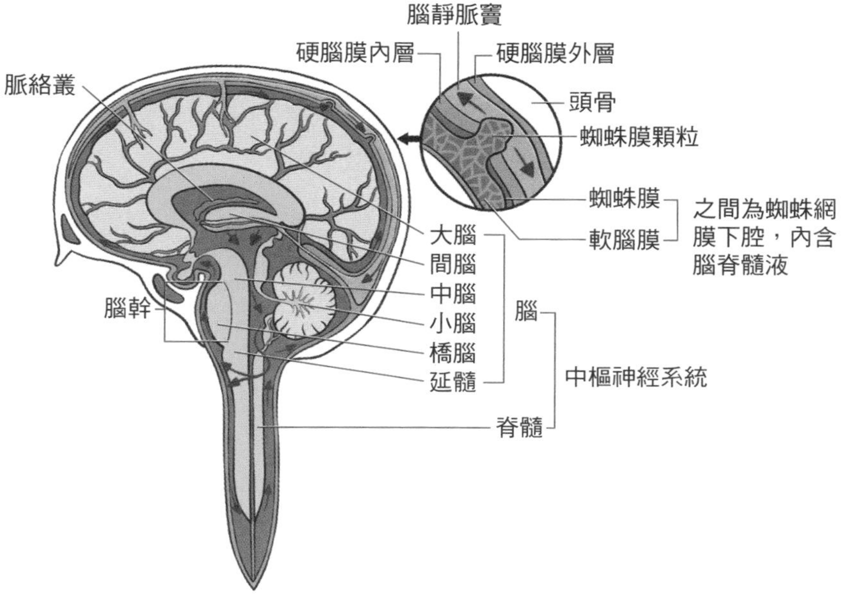

掌管體內一切活動過程的重要構造。

小腦

小腦位於腦幹的背側。通過上小腦腳、中小腦腳、下小腦腳等粗纖維束與腦幹相連。這三個部位結合得很緊密，所以很難將各自的纖維完全分開。小腦半球的表面同大腦半球存在腦溝和腦迴一樣擁有小腦溝和小腦回，不過比較纖細，變異也較多。

小腦主要負責協調骨胳肌的運動，維持和調節肌肉的緊張，保持身體的平衡。

腦幹

上接大腦、背靠小腦、尾側與脊髓相連、前側依次分為中腦、橋腦、延髓。

● **中腦**：分布著上丘（參與視覺處理）、下丘（參與聽覺處理）、血清胺、多巴胺、正腎上腺素等神經核。中腦存在參與眼球運動以及視覺相關的各種神經核、發出視神經、動眼神經、滑車神經等腦神經。另外背側有貫通第三腦室和第四腦室的中央管。

- **橋腦**：呈鼓起的帶狀，與小腦連接。發出三叉神經、外旋神經、顏面神經、聽神經等腦神經。
- **延髓**：在橋腦和脊髓之間，是負責呼吸等和生命維持相關的中樞。發出舌咽神經、迷走神經、副神經、舌下神經等。

腦部皮層分類

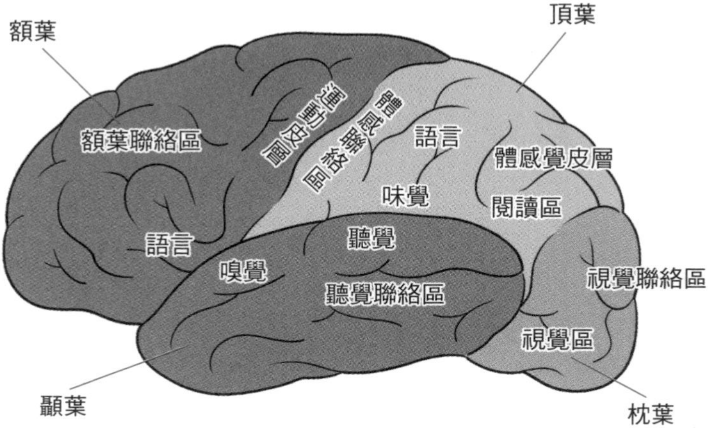

腦部的血管

我們腦部的血液供應，主要是由兩組血管所構成的。一組是左右成對的頸動脈，另一組是由後頸上來的椎動脈。

頸動脈分出眼動脈、前脈絡膜動脈、大腦前和大腦中動脈，主要供應大腦的前部及中間的血流；而椎動脈也有一些重要分支——後大腦動脈及小腦動脈等，主要供應大腦後部及小腦、腦幹的血流。這兩組動脈在大腦的底部形成一個所謂的「威利氏環」，互相交流，不斷地提供氧氣及糖分。因此當我們的腦部血流停止供應五秒鐘，我們即會昏倒，如果超過三分鐘，腦細胞就會死亡，而無法回復。當大量腦細胞壞死，腦功能便會出現障礙。

頸動脈與椎動脈

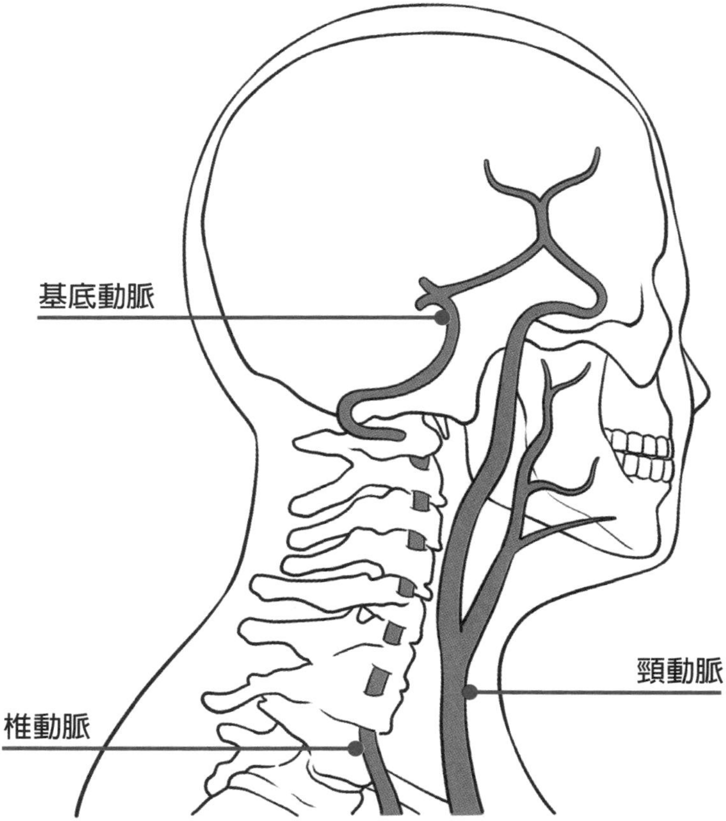

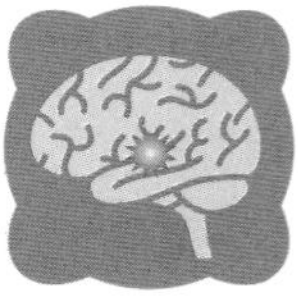

腦中風的發病原因

導致腦中風的原因有二種：其一，腦部血管閉塞而使腦部缺氧，稱之為缺血性中風；其二，腦部血管爆裂引起出血，稱之為出血性中風。

下列容易導致中風的因素，可分為先天因素、後天因素與其它因素：

先天因素

1. 年齡

腦中風的發生率會隨著年齡的增加而遞增，每增加十歲，中風的發生率也就成倍數成長。在臺灣，每增加二十五歲，中風的發生率約會增加十倍，五十五歲以前中風的發生率只是些微的增加，但是超過五十五歲，將等比成長。而年齡愈長的中風病人，死亡率也相對增高。不過，中風可以發生在任何年齡，包括胎兒。

據衛生福利部的統計，國人每年因腦血管中風死亡人數超過一萬人，其中三分之二的中風患者發病年齡超過六十五歲，但是近年來四十五歲以下的腦中風患者比例已從往年只占百分之二到百分之五上升至百分之十。換句話說，中風不再只是好發於老人的疾病，年輕族群被中風找上門的機會也逐漸增加。

一般而言，出血性的中風較易發生在年紀較輕的人身上，而缺血性中風則是年紀較長的人較易罹患，超過七十歲以上的病人，則易罹患澱粉血管病變所合併的腦出血。

發病原因

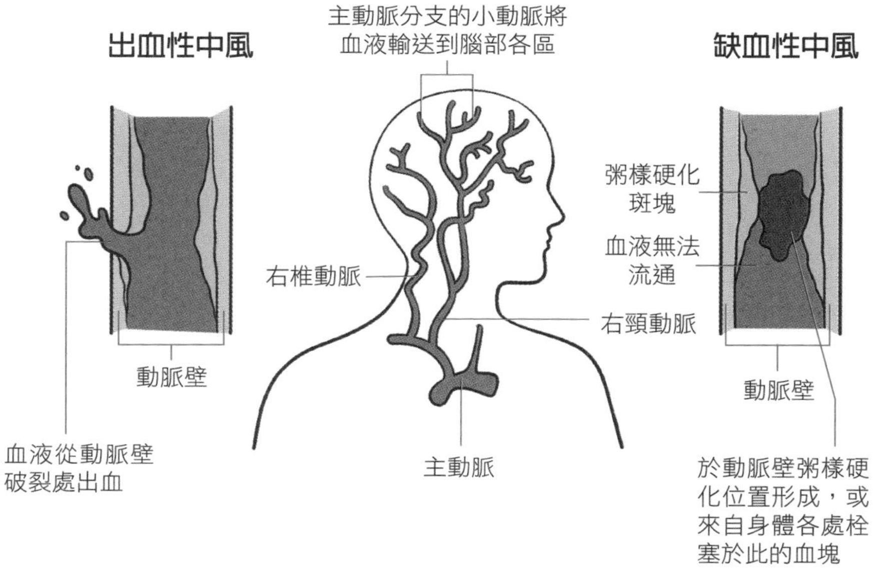

2. 性別

男性罹患腦中風的機率比女性高出三分之一。

3. 遺傳

許多大規模的流行病學研究中，發現在中風病人有血緣關係的一等親中有中風病史的比例增高，也就是說「家族史」的確是中風的重要「危險因子」，可能增加中風機會一至二倍，甚至有可能高達二至三倍。

雖然家族史這個危險因子，相較年齡、高血壓、高血脂等其他危險因子顯得微不足道，但隨著醫學研究的進步，「家族史」的概念慢慢被拓展到「基因致病因子」，甚至是「基因危險因子」。

醫學研究發現，許多先天遺傳因素是可以直接或間接的引發腦中風，像是顱內動靜脈畸形、顯性遺傳動脈病變合併皮質下腦梗塞與大腦白質病變症。目前已知有些異常基因也會造成全身性的特殊疾病，且經常合併腦部血管病變，或造成血液凝結功能異常，例如馬方氏症候群、血友病、同胱胺酸血症和粒線體病變等，都會使腦中風發生的機率大增。這就是致病因子。而有些異常基因會造成遺傳性的高血壓、高血脂、肥胖或糖尿病，而這些疾病，正是腦中風的危險因子，更是引發腦中風的主要因素之一。

因此「基因危險因子」確實是存在的，而且這類「基因危險因子」對中風危險的「增加率」都不同，雖然目前的基因研究，尤其是「基因危險因子」的研究既無法幫我們診斷疾病，更無法提供預防甚至治療的方向，但或許有一天可以從中找出遺傳基因對中風的影響，在治療上也就有突破的可能性。

4. 中風病史

曾經中風的人自然會比沒有中風過的人更容易引發中風。

後天因素

1. 高血壓

高血壓幾乎可以說是引發腦中風的最大元兇，因為

什麼是致病因子和危險因子？

疾病發生的直接原因，稱為「致病因子」。例如肺結核是由結核菌感染而來，結核菌是致病因子；高血壓增加中風的機率，但並非每位高血壓患者都會引發中風，因此高血壓是中風的「危險因子」，不是「致病因子」。

高血壓患者體內的血管長期承受較大的壓力，尤其在一些特殊的管徑變化，或是彎曲轉折的地方，而腦血管長期在壓力大之下容易導致破裂，造成出血性腦中風，且出血的血塊會造成顱內壓上升，加重腦組織損傷。

根據統計，高血壓患者得到腦中風的機率是一般人的二到四倍，如果沒有定期服藥控制，發生腦中風的機率則比有定期服藥的人高二十一倍，所以養成定時測量血壓是很重要的，而已經有高血壓的病患，不但要注意飲食控制，更要規律服藥。

2. 糖尿病

目前糖尿病被認為是一種代謝症候群，常伴隨有高血壓、肥胖、血中的高密度膽固醇較低及三酸甘油脂過高等，長期對血管所造成的影響因素包括：發炎反應、內皮細胞功能受損、血小板被活化容易凝集以及胰島素阻抗。

以上這些因素與糖尿病之併發症容易造成患者冠狀動脈、周邊動脈、腦動脈的粥狀動脈硬化和微血管病變，導致血管變得狹窄甚至形成血栓阻塞血流，引發缺血性腦中風，而對於出血性中風的影響則較少。

高血壓的定義

高血壓的定義

收縮壓>140mmHg，舒張壓>90mmHg，即屬輕度高血壓

收縮壓>160mmHg，舒張壓>100mmHg，即屬中度高血壓

收縮壓>180mmHg，舒張壓>110mmHg，即屬重度高血壓

高血壓的分類

收縮型高血壓	收縮壓≧ 140 mmHg	較常見於年長者
混合型高血壓	收縮壓≧ 140 mmHg；舒張壓≧ 90 mmHg	較常見於年輕者
舒張型高血壓	收縮壓≦ 140 mmHg；舒張壓≧ 90 mmHg	

高血壓的影響

一般正常人的平均血壓大約是在115/75mmHg左右，每增加10mmHg，就會增加30%的中風危險，不論哪一個年齡層，中風的死亡率和血壓都是成正比的。

除此之外，高血壓還與許多嚴重的慢性疾病有密切相關，如血壓高者，罹患心臟衰竭的機率會增加5至7倍；罹患冠狀動脈心臟病的機率會增加2.5倍至4倍。

雖然高血壓已經被確定和中風有一定程度的關聯性，但血壓不高，也不代表就沒有中風的危險，有些中風亞型也與血壓無關，如顱內動靜脈畸形破裂造成的腦出血或心因性腦栓塞等。所以，我們一定要很清楚中風的所有因素，以及自己是否有致病的因子，千萬不要因為血壓不高就以為安全無虞而掉以輕心。

糖尿病的慢性合併症特別容易發生在血糖長期控制不良的病人，所以日常生活中不僅是要控制飲食、養成運動的習慣、定期服用藥物外，還需要定期做檢查，以防止血管病變的發生。

3. 心臟病

心臟疾病和腦中風有十分密切的關係。當動脈血管粥狀硬化發生在冠狀動脈時即為冠心病，可能會使心臟血液供應不良而造成缺氧的狀態；而若發生在通往腦部的血管，如頸部的動脈或顱內動脈，則容易造成缺血性腦中風；心律不整則可能代表著血流不順暢，容易造成腦栓塞；心房顫動且合併有風濕性心瓣膜疾病，與非瓣膜疾病的心房顫動對引發腦中風都有極高的比例。

易造成缺血性中風的心臟疾病有哪些？

1.冠心病。
2.風濕性心臟病。
3.人工瓣膜置換者。
4.先天性心臟病。

4. 高血脂

首先我們要知道，高血脂症與飲食、肥胖和遺傳有關，但不代表肥胖的人一定會有高血脂，瘦弱的人一定沒有高血脂。而要確認是否罹患高血脂症，一定要抽血檢查才知道。

而在我國的流行病學研究中，雖無大規模長期的追蹤研究報告，但陸續有片斷式、醫院式的整理報告，顯示出高血脂與中風的關聯性。

台北榮民總醫院於民國86年統計二百四十位入住腦中風加護病房，第一次腦中風的病人資料時，亦可見血脂異常與腦中風病患的關係，高密度血脂在所有類型的中風病患都有偏低的情形，三酸甘油酯呈偏高情形，其中只有腦出血病患的三酸甘油酯值偏低，總膽固醇只在腦梗塞病患呈偏高值，而低密度血脂與各類型腦中風則無明顯的關聯性。

高雄榮民總醫院統計民國88年五百七十八位急性腦中風的病人，高血脂症（高總膽固醇和高三酸甘油酯）亦佔所有危險因子的30％。

長庚醫院於民國91年，分析最近十多年二百六十四位年輕腦中風患者，發現在所有危險因子分析中，高血脂致病的情形高達53.1％（三酸甘油酯≧150 mg/dL血中總膽固醇≧200mg/dL），其次為抽菸49.8％，高血壓45.8％，中風家族史29.3％。

血脂治療目標值

	無心血管疾病患者	心血管疾病及糖尿病友
總膽固醇（TC）	<200	<160
三酸甘油脂（TG）	<200	<150
低密度脂蛋白（LDL-C）	<130	<100

資料來源：2003行政院衛生署國民健康局高血脂防治手冊

降血脂藥物——史它汀（Statin）

根據國外冠心動脈疾病之患者使用statin類降血脂藥物（pravastatin, simvastatin, atorvastatin, rosuvastatin）的研究報告顯示，無論是急性或慢性缺血性心臟病患者，皆可降低低密度膽固醇值。而且不論患者治療前低密度膽固醇是高或正常，其效果都是一樣的。

此結果也對腦血管疾病的預防帶來顯著效果，報告顯示每降低39mg/ml低密度膽固醇即能減少21.1%腦中風的發生機率。除此之外，降血脂藥物還可能穩定頸動脈斑塊、延緩動脈粥樣硬化、抑制內源性凝血因子的作用及下降C反應蛋白減緩動脈的發炎情形等，甚至可促進內皮細胞的一氧化氮（nitricoxide）合成酶之生成和功能，達到抑制白血球和血小板的黏附作用，並加強血管擴張作用，使血管不易形成血栓，另外，statin亦可抑制誘發性nitricoxide合成酶的功能，使cytokine, astrocytes和macrophages所導致的傷害減少，進而使腦梗塞的體積減少。

除了按時服藥，還要注意什麼呢？

- 定期回門診追蹤，抽血測量血脂值。
- 即使血脂回到正常，也不要擅自停藥或減藥，應與您的醫師詳加討論。
- 最重要就是達到治療目標，尤其中風患者要比一般人更積極治療。
- 同時服用其他藥物必須主動告知醫生。

根據檀香山心臟疾病追蹤研究，血中膽固醇量與腦出血成反比的關係，而有別於缺血性腦中風。

由以上資料，可見血脂異常與腦血管疾病有密切的關係。

5.肥胖

基本上人的身材、胖瘦、高矮在研究顯示並未確定與腦中風的發生機率有絕對的相關性，但大多數的研究指出：肥胖較易罹患許多現代

肥胖與代謝症候群

根據研究統計指出，在「肥胖者」（指「身體質量指數：body mass index (BMI)」超過30以上者）當中以量度「腰圍」最能顯示多種慢性病，包括糖尿病、心血管及腦血管疾病之風險高低。這可能是因為腰圍最能顯示個人腹部及內臟脂肪的囤積量。

＊理想體重換算公式與理想腰圍

男性理想體重：（身高「公分」－80）×0.7±10%　腰圍：不超過90公分

女性理想體重：（身高「公分」－70）×0.6±10%　腰圍：不超過80公分

肥胖的人易發生代謝症候群，這是腦血管與心血管疾病之危險族群，其定義方式各國都不盡相同。而國內目前採用的標準除了體重與腰圍外，尚需考量下列異常中的至少兩項：

1.血壓≧130/85mmHg

2.血清三酸甘油脂（中性脂肪）超過150mg%

3.血清高密度脂蛋白膽固醇過低（男性＜40mg%女性＜50mg%）

4.空腹血糖≧100mg%或已經有糖尿病

文明病，如高血壓、心臟病、糖尿病、高血脂症等，而這些慢性病都是容易造成動脈粥狀硬化病變的危險因子，也因此肥胖者比纖瘦者容易發生腦中風。

6. 頸椎病

大部分的頸椎疾病僅造成周圍肌肉筋膜慢性發炎，產生肩頸痠痛，活動受限等症狀。但若影響到支配腦部的血管——內頸動脈和椎動脈，就有引發腦中風的風險。

內頸動脈是走在頸椎椎體之兩側靠前，由總頸動脈分出後，即往上穿入顱骨，支配雙側大腦半球。椎動脈則從頸椎第六節的椎間孔直接穿入，沿著椎間孔一路往上走，直到第一節頸椎才穿出，進而支配到腦幹及小腦的部分。

頸椎病較直接影響的是椎動脈，內頸動脈因距離頸椎較遠，除非是嚴重的外力，（如整椎時將脖子壓得啪啪作響），容易造成血管壁剝離，否則較不容易因頸椎本身的問題影響到內頸動脈。

頸椎病和中風的關係整理如下：

1. 受影響的血管：

引發頸椎病的原因：

1.長期姿勢不良或久坐辦公室，沒有適時起身活動筋骨。
2.脊椎退化而產生骨刺。
3.黃韌帶或後縱韌帶增厚或鈣化。
4.椎間盤軟骨突出。
5.椎間骨隙或椎間孔變窄。
6.外力因素。

因頸椎病而影響周圍的構造，各有其不同的臨床症狀：

1.頸神經根：上肢麻木、無力、感覺異常，頭部後方的疼痛。
2.頸脊髓：大小便失禁，四肢均可能癱瘓僵硬，頸部以下感覺異常。
3.支配腦部的血管：腦中風，短暫性腦缺血，影響腦循環甚至可能出現情緒和精神方面的症狀。
4.頸部交感神經：難以控制的血壓增加，心律不整、肢體冰冷、出汗異常，兩側瞳孔不等大。

預防頸椎病的要點：

1.不隨便讓人推拿脖子，國術館的整骨有其風險存在，溫和的肌肉按摩，熱敷或水療有助於症狀的減輕，但上了年紀又有動粥狀硬化的人，仍最好避免按摩頸部，以免血管內斑塊脫落，反而造成腦中風。
2.洗頭時切忌長時間或立即劇烈的後仰。
3.不要用力甩動脖子。
4.久坐辦公室者，要適時起身活動筋骨，彎彎脖子、甩甩手、扭扭腰。
5.睡覺時要注意枕頭的高度、軟硬度，床的軟硬度也影響了脊椎的健康。
6.肩頸痠痛可以求助醫師用正確的藥物或復健方式治療，如消炎止痛劑，肌肉鬆弛劑、熱療、頸椎牽引等。

椎動脈或其分支、內頸動脈或其分支。

2.致病之外力因素：

到國術館推拿脖子、在美容院洗頭，頸部後仰沖水。嚴重外力使血管壁剝離，也有自發性的血管壁剝離。

3.導致中風的機轉：

椎動脈剝離、血流受阻、內頸動脈血流受阻。

4.臨床症狀：

頭暈目眩、口齒不清、肢體無力、耳鳴或聽力受損、臉歪或臉麻、聲音沙啞、吞嚥困難、容易嗆到、打嗝、暫時性黑矇、一側肢體無力或麻木、眼歪嘴斜。

5.病灶部位：

腦幹或小腦、大腦半球。

7.其他疾病

先天性血管瘤、血管炎性變化、砷中毒或維他命B_1及C的缺失，導致血管內皮細胞的壞死，以及動脈、血液病變（如血友病、白血病、血小板減少性紫斑病、紅血球過多、鐮刀型貧血症等），或是腦瘤、硬腦膜竇或腦靜脈栓塞等原因都有可能引發出血性腦中風。

8. 飲食習慣

不當的飲食會增加高血壓、高血脂症、肥胖、或糖尿病等慢性病之發生機會，這些都是腦中風危險因子，也會間接造成較高的腦中風發生率。常見的不當飲食包括：高鹽分，高膽固醇，高飽合脂肪酸，低纖維素，飲酒過量等。許多文獻證實，每日攝取蔬果對健康有很大幫助，其中也包括有效減少腦中風的發生率。其他研究也發現長期（超過二年）吃素或是只食用少量肉品可以更長壽，腦中風的死亡率也會明顯減少。

美國心臟學會於二〇〇一年對一般人提出飲食建議，其中重點如下：

1. 每日攝取數種蔬果與穀類，選擇未去殼、非精製的穀類。
2. 飲食包括脫脂或低脂乳品，以及魚類、家禽與瘦肉等。
3. 維持健康體重，勿攝取過多熱量並適度運動。

4. 限制食用含過多飽合脂肪酸或膽固醇的食物，改食用含不飽合脂肪酸的食物，如蔬菜，魚，豆類與堅果類。

5. 維持理想血壓，減少攝取鹽分，每日食用鹽分低於6克；限制飲酒，男性一天至多兩杯酒（每杯指白蘭地或威士忌四十毫升或高粱酒二十毫升），女性至多一杯。

9. 酗酒、吸菸

大多數認為每日少量飲酒有助於減少發生腦中風，過量飲酒則增加腦中風發生率。因為酒醉昏迷時血壓會突然上升，其後血壓會低於未喝酒之基礎值，這種血壓上下波動對腦循環功能不好的人是很危險的，故酗酒會增加腦中風的機率。

抽菸不單只是產生一氧化碳和尼古丁，燃燒的香菸中含有數不清的有毒化合物，它可以促進動脈硬化，增加血小板凝聚黏附的作用，縮短血小板的存活期，縮短凝血時間，增加血中凝血纖維原和血液黏稠度，這會使血管狹窄與血栓形成更容易發生，增加腦中風發生率。根據國外文獻報告，吸菸與頸動脈狹窄關係密切，即使放置血管內支架，或是外科手術摘除頸動脈粥樣硬化斑塊後，吸菸也會使其頸動脈再度狹窄的機會大增。同樣的，吸菸可使心肌梗塞的發生率增加許多，也會增加中風的發生率。

10.藥物濫用

目前臨床上發現有些藥物也會誘發中風，例如降血壓藥、鎮靜劑、利尿劑等，也是誘發缺血性中風的重要因素。

1.降血壓藥

血壓可以維持腦組織的血流量，如果服用強效的降血壓藥或是劑量過高，導致血壓突然大幅度下降，大腦血液供應量就會減少，造成腦部血流緩慢，容易引發腦血栓形成。要特別注意的是，人體在入睡之後處於休息狀態，如果在睡前服用大劑量降血壓藥，會使新陳代謝減慢，血壓降低，造成心、腦、腎等重要器官供血不足，血流緩慢，一旦血液黏度增加便容易瘀積在腦血管中形成血栓，因而發生中風。

2.止血藥和抗血栓藥

中老年人常有血管硬化、血脂偏高或是血液黏滯性增加的症狀，在臨床上常會應用抗血栓藥物治療。抗血栓藥物會使血小板聚集性降低，並且使凝血功能減退，長期使用抗血栓藥物容易導致出血，而且不容易控制。

3. **鎮靜劑**

某些較強效的的鎮靜劑會使血壓在短時間內急劇下降，導至腦部缺血缺氧，形成腦血栓，引起中風。

4. **利尿劑**

利尿劑會使體內水分流失，血液濃度增加，容易形成腦血栓；此外，阿斯匹靈、退燒劑等；會導致大量出汗的藥物，也有可能因為造成人體水分流失過多而引發中風。

5. **抗心律失常藥**

服用過量抗心律失常藥物會使血壓下降，傳導血液阻滯、心動過緩等現象，增加引發腦血栓形成的機率。

6. **避孕藥**

臨床上實驗，有某些避孕藥會增加血液的凝固性，因此有使用避孕藥的人應該經常測量血壓，同時定期檢查，如果發現異常現象就應該停藥。此外，有腦血栓現象的人應該停用避孕藥。

由以上可以知道藥物引起的腦血管疾病的危險性不可忽視，尤其是老年人在使用這些藥物時，更應該要經過詳細的檢查與醫生評估。通常會建議從小劑量開始，然後再逐漸增加，一定要避免造成血壓突然下降、大量失水等情形，以免因為藥物引起腦中風。

11. 情緒與壓力

根據文獻研究顯示：情緒激動，尤其是生氣，會造成血壓或腦血流的突然增加，引起腦血管（主要是小血管）變性壞死而破裂。反過來說，中風的患者，也常會合併情緒低落的憂鬱傾向，這會影響到病人整體的預後表現。

畢竟大腦是掌管人類所有行為、思考與情緒等的重要器官，而且各個腦葉各司其職，若不同的部位受影響，所產生的臨床症狀也不同。像是腦中風的人常常會有情緒方面的問題，有些患者會個性改變或行為異常，例如：多疑、易猜忌、多話，甚至還會突然大哭或大笑，出現幻覺等。

這類的症狀不但造成了病患家屬照顧上極大的困擾，更造成了親人間心理上的負擔。必要時需請精神科醫師介入，使用一些情緒調適的藥物，如抗憂鬱劑、抗精神病藥、抗焦慮劑等來治療。

而壓力是另一種影響情緒與健康的重要因素。長期的工作壓力造成的過勞死（Karoshi）在日本一直是深受關注的議題，雖然過勞死之診斷於醫界尚無共識，但日本發表的文獻認為，長期過度工作的確是伴隨較高的腦中風發生率與心臟病發生率，因此身心靈的和諧對健康的重要性，在腦中風防治是不可或缺的。

12. 睡眠不足

長時間睡眠時間低於四小時或多於九小時的人，罹患腦中風的機率是常人的三倍高。因為夜間應該休息的交感神經無法得到休息，對心臟負擔也會較大，容易導致心血管疾病，如心肌梗塞，所以良好而充足卻不過度的睡眠很重要。

其他因素

1. 氣候

氣候與疾病的關係自古以來一直為人所重視，人們相信過冷或過熱的氣候會造成身體的壓力與適應上的困難，並導致疾病的發生，然而醫學上有關氣候導致中風的研究結果卻相當分歧。

許多研究認為腦中風的發生率與死亡率於寒冷的季節會增加，但也有些研究認為氣候與腦中風的發生率無關，夏天時腦中風也會增加。由於不同研究之間其被研究的因素彼此有差異，諸如：不同的國家與人種、不同的氣候狀態（熱帶與寒帶國家）、不同的生活方式（熱帶與亞熱帶國家，夏季時常使用冷氣機但冬季時用暖氣，寒帶國家則恰好相反）、不同的中風亞型（亞洲人腦出血發生率為白種人的二至四倍）等，因此這個問題無法單純的做出結論。

不過有研究統計，在寒冷的天氣，腦出血的發生率會增加一倍以上，且天氣愈冷，腦出血的發生率愈高；至於腦梗塞的發生率則相當持平，不因氣候而改變。推測其原因，可能為天氣寒冷的時期，血液的黏稠度會增高，血管也較容易發生痙攣，血流較為緩慢，若患者原來就有高血壓，氣候再一變化，血壓就會更高，如此就容易誘發腦出血。

因此，冬天時除了要注意保暖之外，更要小心血壓是否控制良好，以減少腦中風，尤其是腦出血的發生率。至於夏季時若氣溫過高，出汗機會增多，皮下血管擴張，使大腦供血不足，也可能誘發中風，老年人對氣候變化的適應能力較差，因此要加強禦寒和避免中暑，預防中風的發生。

2. 用力過猛

人體的血管是一個很微妙的構造，管壁的良好彈性使血管可以順應外界一定程度的壓力。當有任何原因造成血管壁硬化，彈性不佳時，即很容易因為一個突然產生的外界壓力而使血管破裂。

用力過猛時會造成胸內壓力增加，靜脈回流受影響，進而影響到動脈的壓力。若是動脈較脆弱或天生有腦血管瘤的人，很有可能就因為過度用力導致血管破裂而發生中風。

因用力過猛造成的中風多為出血性的中風。包括蜘蛛網膜下腔出血或腦內出血。腦內出血的原因最常見的仍是高血壓，而用力過猛時也常伴隨著血壓升高，可說是間接增加腦出血的危險性。而非外傷性的蜘蛛網膜下腔出血，最常見的原因則是腦動脈瘤破裂，過度用力造成了原來可能沒有任何症狀的血管瘤破裂，產生劇烈頭痛、意識不清、噁心嘔吐的症狀。

除此之外，對已經中風的患者來說，過度用力也會加重腦內的壓力，對於尚未穩定下來的腦部，不啻為雪上加霜。因此，在初期中風的病人入院時，醫師常會例行性的先開上軟便劑給病患，除非病人已有大便過稀的情形才會考慮停掉，原因是過度用力常發生在病人用力排便時。同時也會要求病患多臥床休息至少3～5天，以減少需要用力的時候。像是搬重物、激烈的性行為與吹氣球等都是必須使上全力的狀況。但若考慮到讓病人儘早接受復健，當病情逐漸穩定下來時，則要把握復健的黃金期開始復健，當然復健師會視病人的情況協助病患，也不能操之過急而累壞恢復中的病體。

如果有人不幸中風，應儘快送醫，讓醫生早點了解病人的情況。通常醫生不會隨便幫病人手術，除非病患患有先天性血管破裂或有腦血塊而使腦部壓力增加，才會考慮以手術來暫時控制病情，使病情不會惡化。

但是手術並不一定可以醫治中風，目前也沒有任何藥物可以確保服用後便能完全康復，但透過妥善的照護，大約九成以上的病患都能恢復基本的活動能力。

中風病患多有行動困難的狀況，醫生會安排患者接受物理治療或職業治療，儘量使病人有少許活動能力，例如：走路、吃飯等。在治療過程中，家人的支持非常重要，最好能夠按時帶患者接受治療，並多多關心病患，使他們慢慢恢復信心，學習照顧自己，如果病患需要輔助器具來幫助自己活動，請儘量滿足他們。

中風的因素

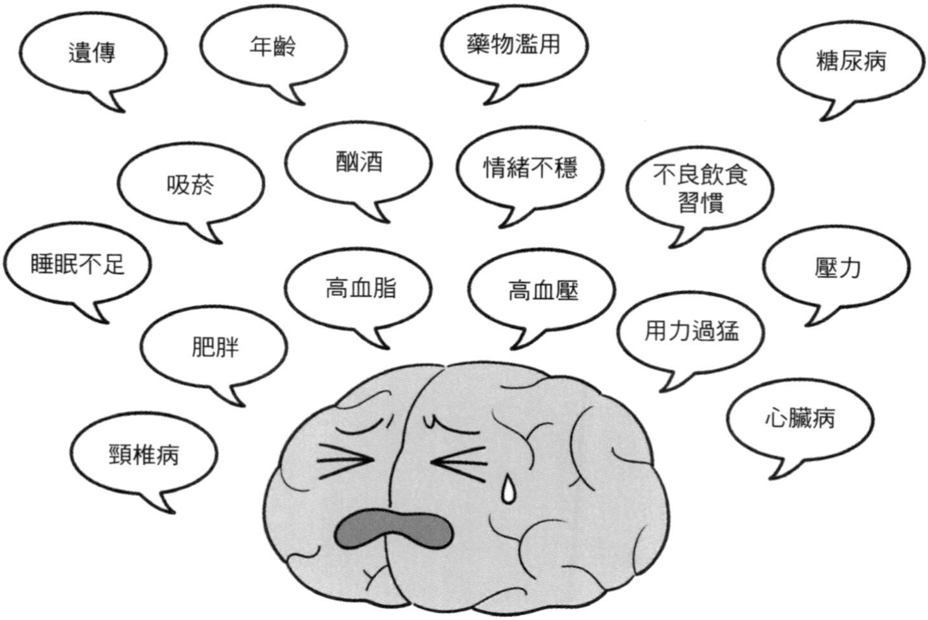

中風的後遺症

大多數的中風患者及家屬對於中風預後常見的疑問就是「中風之後如果進行復健，可以使身體完全恢復嗎？」

根據臨床上證明，不論是老年人或是青壯年，一旦發生中風，幾乎都無法回到與原先完全相同的生活水準。尤其是老年中風患者，由於體力、器官功能不如年輕人，因此除了造成生理上的負擔之外，時常會因為無法及時調適生活而產生無法平復的心理創傷。

此外，每位中風患者腦部受損的情形不一樣，因此失能的狀況和程度也大不相同，必須依此為根據來決定復健的目標，如此才能協助患者解決問題。

常見的中風後遺症及其對生活產生的影響如下：

1. 肢體癱瘓

肢體癱瘓會造成行動功能障礙，這也是中風最常見的症狀。依照腦部受損部位不同，會出現不同的症狀差異。如果是大腦左側中風，右半側肢便會癱瘓；相反的，如果是大腦右側中風，則左半側肢便會癱瘓；小腦中風可能會出現肢體不協調、手抖等症狀；較嚴重的腦幹中風則會造成四肢癱瘓。

2.顏面神經障礙

顏面神經障礙常發生於腦幹中風患者，表現為臉部下半麻痺，容易發生嘴歪斜、流口水的情形。

3.吞嚥障礙

由於中風引起支配吞嚥的器官麻痺，中風患者容易流口水，也無法順利吞嚥食物；用餐時容易噎住並引起咳嗽，嚴重的話還可能會導致吸入性肺炎。

4.語言障礙

中風患者在言語溝通、閱讀時發生的障礙，可以分為兩種狀況，其一是麻痺性構音問題，這是因為發音器官麻痺造成口齒不清的症狀；另一種是失語症，患者在表達或是理解語言上出現障礙。失語症又分為表達性失語症及接受性失語症。表達性失語症的表現是聽得懂他人的談話，也知道如何回應，但是卻無法明確表達，甚至無法表達；接受性失語症的表現則是無法理解別人談話的內容，患者通常是自顧自地回應。

5.視覺障礙

中風患者由於視覺或眼球動作受損常會出現視覺障礙，主要分為視力缺損、複視及眼球運動障礙三種。

視力缺損患者會出現單眼或是雙眼視力喪失的症狀；複視患者在視覺上會出現兩個重疊的影像，同時無法辨別遠近，因此在移動時會感覺頭暈，也很容易跌倒；眼球運動障礙的患者眼球無法正常轉動，常出現眼歪斜的情形。

6.感覺異常

因中風導致的感覺異常，患者的觸覺、壓覺、溫差、冷熱覺以及痛覺的敏感度將會降低；此外有少數患者會感到異常麻痛或是搔癢。

7. 認知缺損

中風患者由於局部大腦細胞受損，因此大腦機能退化，會出現注意力、記憶力、思考及計算能力減退的現象。認知缺損的患者會出現容易分心、時常忘記事情、或是重複語句的表現，情況與失智症狀類似。

8. 知覺障礙

中風患者常見的知覺障礙有失用症、失認症及半側忽略三種。失用症患者無法知道事物的功能，也無法照程序執行基本動作，例如揮手說再見等動作；失認症患者無法正確辨認出熟悉的人事物；半側忽略常發生於右腦中風患者，容易忽略左邊的事物。

9. 情緒障礙

中風患者無法控制情緒，有時候感覺悲傷，又有時候覺得快樂，在人格方面有可能出現轉變。

10. 意識障礙

意識障礙較常發生於腦幹中風或是較大面積腦部損傷的中風患者，同時意識障礙嚴重的程度也隨腦部損傷程度不同而不一樣。輕度及中度腦損傷患者可能出現人、時、地混淆的現象，或是無法有效地溝通及表達；腦部損傷嚴重的患者則會喪失意識。

11. 其他

小腦或腦幹中風的患者經常突然出現噁心、嘔吐、嚴重暈眩、腳步不穩甚至無法站立的現象。

中風的後遺症

肢體癱瘓	顏面神經障礙	吞嚥障礙
語言障礙	視覺障礙	感覺異常
認知缺損	知覺障礙	情緒障礙
意識障礙	暈眩	噁心、嘔吐

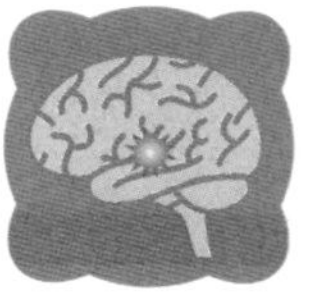

中風的併發症

中風的患者除了可能會有各種生理及心理功能障礙，例如語言障礙、知覺障礙、情緒障礙……還可能產生以下併發症：

1. 褥瘡

中風患者如果長期臥床，與床鋪直接接觸的背部及其它骨頭突出的部位，就很容易因為長時間受到壓迫而造成血液循環不良，加上中風患者不是喪失意識就是無法自由活動身體，常導致該部位的血流受阻、組織壞死，還有可能會導致細菌感染造成組織被破壞，也就是所謂的褥瘡。當褥瘡繼續惡化變成潰瘍性的壞疽時，就是所謂的壞疽性褥瘡。

2. 肺炎

中風患者常因為長期臥床，使得體內堆積的廢物大量增加，導致細菌容易入侵引發感染，肺部就是其中之一。當大量的痰等廢物無法順利排出體外，細菌容易趁機侵入造成感染，形成吸入性肺炎；此外，患者如果長期仰臥，容易導致肺部背面循環不良，血液鬱積引起感染，引起沉積性肺炎。如果患者屬於高齡，長期臥床也容易造成無氣肺，這是因為身體機能衰退，清潔氣管的能力也減弱，造成空氣常無法充分進入肺部，甚至不能吸進清潔的空氣。

3.感染性膀胱炎

腦中風發病初期，患者常會出現尿失禁的情形，因此常會有尿液殘留在膀胱內，引起細菌感染，甚至導致膀胱炎。此外，如果殘尿逆流入尿管進入腎臟，也會導致腎臟炎，嚴重的話會變成慢性腎臟炎，導致腎機能不全。

4.關節攣縮和變形

關節攣縮指的是關節四周組織喪失了應有的柔軟性和彈性而難以活動的狀態，這是因為長期臥床使關節及周圍組織失去原有的彈性，轉變成纖維性的結締組織所造成的症狀。

5. 心肌症

不同類型的心肌症有不同的臨床表現，包括血液鬱積在心臟，使血流無法順暢供應身體各器官養分及氧氣；還有心肌壞死，造成胸、背、腹部等部位的疼痛的狹心症；或是出現呼吸困難、噁心、嘔吐等現象的心肌梗塞。

6. 浮腫和循環障礙

中風患者因為血液循環不良的關係，時常會出現四肢浮腫的現象。同時，由於長時間臥床，患者幾乎沒有使用到肌肉，或是因為身體痲痺，無法自由運用肌肉，因此血液回流到心臟的速度也降低許多，造成血液中的水分滲漏或是進入身體組織中，形成水腫。水腫發生的部位，通常會從四肢浮腫開始，然後向組織浸透，體內的結締組織增加，導致四肢關節逐漸硬化，行動障礙更加嚴重。

中風的併發症

褥瘡	肺炎
感染性膀胱炎	關節攣縮和變形
心肌症	浮腫和循環障礙

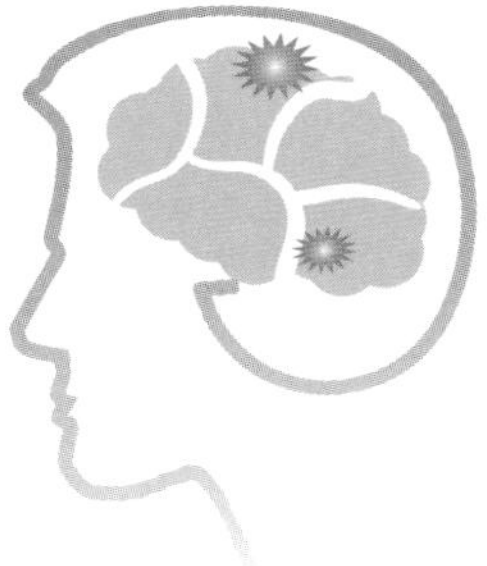

PART 2 怎麼診斷腦中風

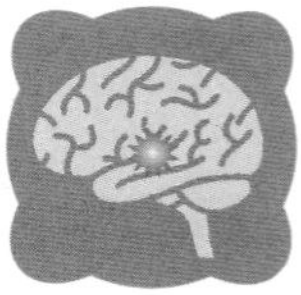

什麼是腦中風

腦中風指的是腦部血液循環出了問題，引發腦部功能損傷的一種疾病，顧名思義，腦缺血是因為腦血管阻塞，腦出血則是因為腦血管破裂而造成腦組織缺氧壞死。這是會危害生命的危險疾病，出現症狀時一定要立刻就醫。

腦中風是引起國人死亡的重大急症之一，據臨床統計，腦中風的病人中，有四分之三是腦缺血，有四分之一則是腦出血，較多數的腦中風是因為腦血管阻塞所造成的。

近年來，因為腦血管疾病的死亡率僅次於癌症、心臟疾病及肺炎。雖然醫療照顧日益進步，但由於腦中風常留下很多的後遺症，對病患的生活容易造成較大的影響，在照顧上也更需要長期的規劃。

總而言之，腦中風會因生活習慣而提高發病風險，如高血壓、糖尿病、高脂血症及心律不整等心臟疾病都是危險因子，因此定期接受檢查，早期發現這些問題並及早治療非常重要。

腦中風的血管狀況

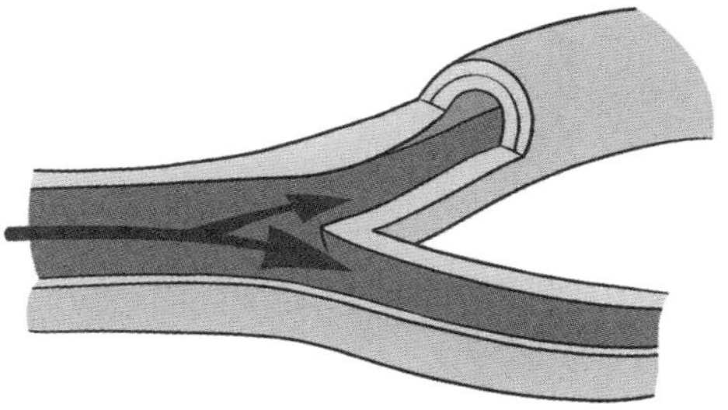

正常血管與血流

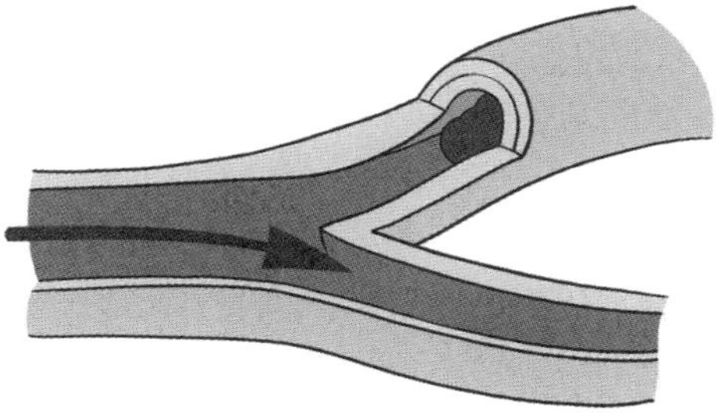

血栓阻塞血流，引發缺血性腦中風

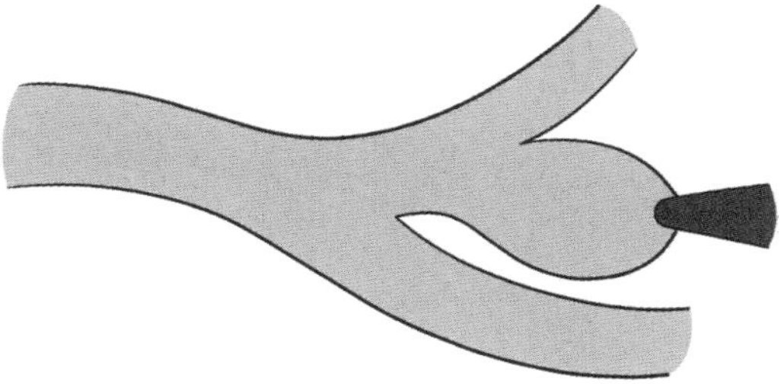

血管壁破裂，引發出血性腦中風

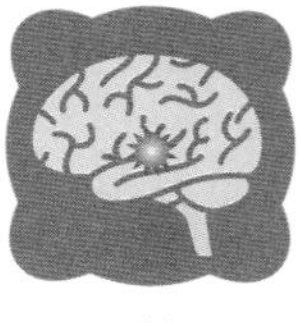

腦中風的徵兆

大部分的腦中風是沒有預兆的，通常到醫院時，往往不是已經中風，就是腦血管狹窄已經很嚴重，所以在防治上具有一定難度。

只有少部分的中風病人在中風前會有短暫性的腦缺血徵狀，這種徵狀往往只會維持幾分鐘，最長也不會超過二十四小時，但只要一出現這種徵狀，發生腦中風的機率就很高，所以，要說是腦中風的先兆也無不可。

那麼，短暫性的腦缺血徵狀是什麼呢？它和真正的腦中風一樣，會突然發生腦神經缺失的徵狀，像是身體半邊無力、麻痺、說話不清楚，以及一隻眼睛突然看不到，如果在出現這些徵狀時立即就醫，或許可以避免中風的悲劇發生。

另外有些人會認為腦血管疾病都有明確的症狀，其實是錯誤的觀念，因為某些腦血管病變在臨床上完全無法察覺，或是引起的功能障礙太輕微，患者本身都沒有察覺，以至於對自己病發時間無法掌握。

因此，為避免延誤就醫，以下的急性徵象出現時，必須儘快就診以茲判別：

1.突然臉部、手、腳麻木無力（病徵出現在單側者，尤其要注意！）

2.突然意識混亂、口齒不清、理解不能

3.突然一眼或雙眼視力不明

4.突然暈眩，無法站立或行動

（若合併複視、吞嚥困難或咬字不清，更要馬上就診。）

5.突然爆發前所未有之劇烈頭痛

當有輕微徵兆卻又無法確定時，可以使用微尖的物品輕刮腳底板，若腳拇指會往上翹，那幾乎可以確定為是腦中風發作。

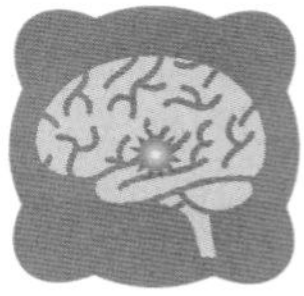

腦中風如何分類

腦中風大致可分成缺血性（阻塞性）及出血性腦中風兩大類：

一、缺血性腦中風

因血管阻塞造成，其中有兩種類型：

腦栓塞：最為常見。是因為身體在其他地方所產生的血栓隨血流進入腦循環而引起血管阻塞。血栓的來源可由心臟或其他顱外大血管所形成。腦栓塞會因腦部發生部位的不同，而有各種局部症狀，如偏癱，嘴歪等。

腦血栓：因腦血管硬化狹窄而導致的阻塞。

二、出血性腦中風

非外傷性血管破裂所造成，為自發性出血。佔中風患者20%至30%，主要是由高血壓引起，好發於大腦的基底核、視丘、腦幹及小腦等處。有小部分是因為先天性腦內血管的動靜脈畸形破裂而引起的，常見於較年輕的病患。同樣因腦部發生部位不同，而有各種局部症狀。依其出血型態可分為：

腦內出血：血塊形成在腦組織內，因此可造成不同程度之神經缺損。

蜘蛛膜下腔出血：出血部位主要在腦實質外，蜘蛛膜下腔內，常因顱內的小動脈瘤（berry aneurysm）破裂而引起，病患會有突發性的劇烈頭痛，頸部僵硬，常伴隨嘔吐，有時意識會有變化，甚至昏迷，是神經急症。

腦中風的種類

名稱	原因	依型態細分為	原因
缺血性腦中風	血管阻塞	腦栓塞	血栓進入腦循環導致血管阻塞
		腦血栓	腦血管硬化狹窄導致阻塞
出血性腦中風	非外傷性血管破裂	腦內出血	血塊形成在腦組織內
		蜘蛛膜下腔出血	多因小動脈瘤破裂引起

什麼是動脈瘤？

一種血管側邊或是終端的不正常膨脹，可能是因為血流的衝擊使薄弱的血管壁向外突出而成。少數的動脈瘤會合併血管壁的剝離，除了膨脹部位會破裂外，還會造成血管管徑狹窄。

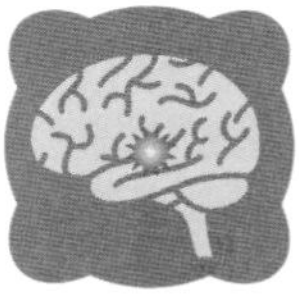

缺血性腦中風

大部分的腦中風是因為供應腦部營養的血液循環不良，使氧氣及葡萄糖的供應不足，導致神經細胞和纖維壞死，便形成缺血性的腦中風。

造成腦血管阻塞的原因有很多，最常見的有大血管粥狀硬化病變、小血管病變、心臟栓子腦梗塞三大類，在治療上必須先清楚是哪一部位的血管阻塞造成的缺血性腦中風，才能夠採取正確的治療方式。

大血管粥狀硬化病變

這裡說的大血管是指位於頸部，負責將血液由心臟傳到腦的重要血管，他們是腦部主要的供氧血管，一旦阻塞，會造成大範圍的腦部壞死，產生嚴重的神經缺失，預後也會較差，甚至有可能危及生命。

造成大血管阻塞主要原因是粥狀硬化病變，而粥狀硬化病變的原因則和高血糖、高血脂、高血壓脫不了關係，它會使得血管內層增厚，在血管壁上逐漸生成斑塊，斑塊愈來愈大，便會造成血管管徑愈來愈狹窄，當狹窄嚴重到影響血流通過時，腦部便無法得到養分，就會有腦梗塞的風險。

小血管病變

小血管分別分布在腦的深部和表面，目前證實它會受到長期高血壓、糖尿病的影響，造成病變而逐漸狹窄，當單一小血管阻塞，就是我們常聽到的「小中風」。

小血管病變腦梗塞影響的腦組織範圍很小，在電腦斷層上看到的黑色陰影（代表腦梗塞的區域）小於1.5公分。因此這一類腦梗塞中風預後大多很好。

心臟栓子腦梗塞

如果平時就有心臟方面的疾病，像是心臟瓣膜病變、慢性或間歇性心律不整，再加上有發生過心肌梗塞、風濕性心臟病，以及動過心臟手術等，就必須特別注意。

某些心臟方面的疾病會在心臟產生血栓，倘若這個血栓掉落，隨著血液流遍全身各部位，一旦流到末端較細小的血管時，就很容易卡住而形成阻塞。血管一旦阻塞，遠端就得不到養分，就會產生組織壞死，如果血栓的範圍太大，造成的傷害就更大。

有時，被阻塞的血管不只一條，當血栓隨著血液流至腦部的血管，造成腦部血管的阻塞，這樣的腦梗塞中風就稱為心臟栓子腦梗塞。

一般來說，腦壞死的範圍和血栓大小及數量有關，這種腦梗塞中風很容易轉變為出血性腦中風。

缺血性腦中風的症狀會因為病變血管部位不同而異，而且有可能是暫時性的，過些時候就消失，或反覆發作，或逐漸加重，又或是在幾天內穩定，二至三週後由於水腫消退和側枝循環建立而使症狀逐漸減輕。除此之外，還有少數人會發生淺、中度昏迷，大約可在二十四小時左右逐漸清醒。

缺血性腦中風的種類

名稱	大血管粥狀硬化病變	小血管病變	心臟栓子腦梗塞
位置	心臟到腦部的主要血管	腦部深處或表面	腦部的血管
原因	粥狀硬化病變使血管徑狹窄	小血管病變使血管徑狹窄	心臟疾病產生血栓，血栓隨血流流入腦部阻塞血管
危險性	高	低	視情況而定

缺血性腦中風的臨床症狀

單邊感覺異常	這是由於大腦供血不足，使大腦支配軀幹的神經通路受損，造成單側或上下肢突然感到麻木、軟弱無力、嘴歪、流口水。
說話不清楚	由於大腦皮層供血不足，影響語言中樞，造成說話困難，或聽不懂別人的話。
眩暈及搖晃	由於小腦供血不足，影響平衡功能。
反射異常	敲打膝蓋時，小腿會有很大的彈跳反應。
視覺異常	可能會出現半邊視野缺損。
吞嚥困難	吞嚥能力缺損，嚴重時可能會導致併發肺炎。
大小便失能	大腦的高階層皮質功能失常。

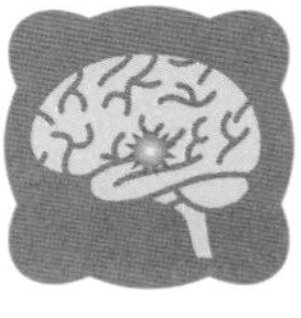

出血性腦中風

出血性的中風大多發生在冬季，且與高血壓有著密不可分的關係。這是因為天氣寒冷會使血管收縮，血壓升高，對老年人及患有高血壓疾病的人，實在是很大的威脅。而平時太過勞累、壓力太大、情緒容易激動或酗酒的人，也很容易發生。

腦位於頭部，是一個封閉的空間，並沒有多餘的空間可以容納外來的物質，因此，倘若一旦腦血管破裂造成血塊，除了會壓迫正常的腦組織，造成神經徵狀外，還會產生腦壓上升的情況，血塊若很大，腦壓上升太多，就會造成腦幹的壓迫。

腦幹是我們的生命中樞，負責維持我們的呼吸和血壓，若被壓迫、破壞，我們就會無法正常的呼吸，血壓也失去正常，如此一來，便會有立即性的生命危險。

出血性腦中風臨床症狀

出血性腦中風依出血、血塊的位置及其壓迫的位置，會有不同的症狀：

大腦血塊	頭痛；意識可能急速喪失或在二十四至四十八小時內逐漸惡化；有半身不遂，半身感覺喪失或同側半盲的可能。在意識喪失之前，病人常感覺肢體無力。
小腦血塊	頭痛、運動失調、失語症、眼顫、眩暈以及嘔吐，阻塞性水腦症及顱內壓上升等。後續的症狀發展通常較為迅速。
橋腦血塊	意識突然喪失、四肢癱瘓、呼吸不規律——常以呼吸變慢來表現——瞳孔變成針狀以及有不正常的發燒，眼睛運動歪斜並且雙眼無法向同一方向運動，當出血在這個位置時，病人的死亡率很高。

蜘蛛網膜下腔出血

由於大腦是人體非常重要的器官，因此表面有硬膜、蜘蛛網膜、軟膜等三層膜包覆住，達到保護的效果。當腦血管出血時，滲漏的血液囤積在蜘蛛網膜內側，就會形成蜘蛛網膜下腔出血。進一步來說，大腦中的腦動脈瘤一旦發生破裂，裂縫會噴出大量的血液，血液覆蓋腦部的表面，並且擴散到蜘蛛網膜下腔縫隙，形成血液層，當從外側觀察腦部時，會發現蜘蛛網膜下側有血液積存，因此稱為蜘蛛網膜下腔出血。

蜘蛛網膜下腔出血較常見於四十歲以上的人或女性，出血的原因幾乎都是腦動脈瘤破裂所造成。將近10％的中風是由於蜘蛛網膜下腔出血引起，其中大部分的患者都是由於動脈瘤的破裂所造成，腦動脈瘤與遺傳有關。此外，也有少數患者的發病原因是因為頭部的外傷或是腦血管發生畸形。因此，如果家族中有人曾經發生過蜘蛛網膜下腔出血的情形，應該要接受CTA或MRA腦部檢查，確認是否有動脈瘤。

蜘蛛網膜下腔出血會引發「突然」的劇烈頭痛，同時由於腦部表面較粗的血管因為動脈瘤破裂而出血，還會引發嘔吐、意識不清等臨床表現，危險性很高，對生命會造成威脅，因此一旦發生劇烈頭痛的情形，必須立刻尋求幫忙，呼叫救護車緊急送醫，否則將會有生命危險。根據統計，有20%左右的患者在抵達醫院之前就已經死亡。

蜘蛛網膜下腔出血的嚴重性取決於出血量。換句話說，一開始滲漏出來的血液愈少，完全治癒的機會就愈高；相反地，如果一開始出血量大，就愈容易引起併發症，造成身體功能障礙，手術治療的成功率隨之降低，死亡率也因此升高。

如果已經發生蜘蛛網膜下腔出血，就應該細心照護，預防再度破裂、攣縮、腦水腫等併發症。其中，腦水腫是由於腦室積水、阻塞所造成，一旦發生腦水腫的情形，就會出現行動障礙，或是引發尿失禁、失智症等嚴重的後果。

蜘蛛膜下腔出血

主要成因	腦動脈瘤破裂使血液囤積在蜘蛛網膜內側。
少數成因	腦部外傷、腦血管畸形。
症狀	「突然」的劇烈頭痛、嘔吐、意識不清。
危險性	視出血量而定，出血量愈多則危險性愈高。
好發民眾	四十歲以上的人或女性。
併發症	血管痙攣、再出血、腦水腫。
比例	占所有腦中風患者的5%

短暫性腦缺血（小中風）

短暫性腦缺血，俗稱小中風，是突發性腦部缺血所造成的神經症狀。與中風最大的不同是，短暫性腦缺血在二十四小時內會恢復正常，而且不會留下後遺症。

發生短暫性腦缺血的原因有很多種，最重要的因素是腦動脈硬化，因此短暫性腦缺血的症狀會突然發作又突然消失，原因就是因為腦部血管中的血凝塊堆積，導致輕微栓塞，患者可能會出現「拿在手中的物品突然掉落」等情形，當血流恢復正常，血栓隨著血流沖走，這些症狀就會消失。另一個原因則是血流不順暢，由於腦部的動脈硬化而使得血管變窄，血流就會發生一時不順暢的情形。

值得注意的是，出現短暫性腦缺血情形的患者，未來發生腦梗塞的機率很高，因此即使發作輕微，也有到醫院接受包含血管攝影等詳細檢查的必要，並且詢問醫生預防腦梗塞的對策。尤其是中老年且患有高血壓的患者，千萬不要以為只是一時的症狀就放任不管，等到發作之後才覺得事態嚴重。

臨床統計顯示，因為腦梗塞住院的患者中，大多有短暫性腦缺血發作的經驗，而且大部分的患者都沒有即時就診。因此，如果發生目眩、搖晃、眼前發黑的症狀，或是單側手腳的肌肉麻痺、說話不清等等的症狀，千萬不要輕忽，要儘速就醫。

短暫性腦缺血

成因	暫時性的血栓堵塞或血流不順暢所導致的腦部缺血。	
症狀	四肢無力	單側肢體突然無力或出現麻木等感覺異常。
	腦幹缺血症狀	暈眩、複視或是步履不穩的現象，甚至出現意識不清的情形。
	眼動脈阻塞症狀	單眼突然失明約十秒到十幾分鐘才逐漸恢復。
危險性	是腦中風前的警訊，因此發生過小中風的患者應至醫院做詳細的檢查，同時諮詢醫師如何預防腦中風。	

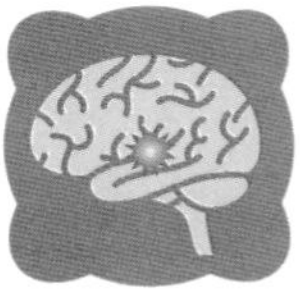

腦中風患者應進行哪些檢查

1.電腦斷層攝影（CT）

近年來腦中風的死亡率有降低的現象，主要是因為預防醫學的發展以及治療技術的進步，如電腦斷層掃描也成了常見的檢查項目。

CT檢查的原理是利用X光照射頭部後，經由電腦分析整理出影像，可以清楚看到腦部構造。利用CT檢查腦出血時，腦部會有白影顯現。CT檢查過程簡單，患者不會感受到痛苦，並且大部分的腦中風患者可以得到正確的早期判斷，接受適當的治療。

但是，如果患者腦梗塞的部分不大，CT檢查就不容易顯現，因此CT檢查較常用於判斷腦出血的症狀。

2.磁振血管攝影與磁振靜脈攝影（MRI）

是以電磁波共振的原理組成影像，不具侵入性，檢查時也不會疼痛，解析度較電腦斷層高，能夠完整檢查腦部組織及顱內血管的結構，因此通常會用於評估腦腫瘤、腦中風以及腦血管異常等症狀。

3.血管攝影

腦部血管攝影檢查的方法是由股動脈插入導管至頸部附近，透過導管注射入顯影劑，達到頸部及腦部的動脈系統，然後利用X光照像顯影，協助診斷腦部的病變。

腦部血管攝影對於確認動脈瘤、大血管狹窄或阻塞、動靜脈畸型或是動脈炎等血管方面的疾病可以更精確。

4.杜普勒超音波血流檢查

應用杜普勒效應（Doppler effect）的原理，透過測量血流速達到間接評估壓力差的方式，目前臨床上這種檢查方式已有相當程度的準確性。

杜普勒超音波血流檢查可以顯示頸動脈以及基底脊椎動脈的動脈發生硬化斑塊與狹窄的情況。

穿顱性杜普勒檢查則可以偵測頸部血管及腦部血流有無狹窄的情形，還可以發現病灶位置、硬化斑塊型態、血流情形或是阻塞程度。

5. 腰椎穿刺

腰椎穿刺檢查可以顯示血液是否已經進入蜘蛛膜下腔。原理是因為腦脊髓液是澄清透明的，但是如果有血液進入蜘蛛膜下腔，腦脊髓液就可能會呈現橙黃或是紅色，甚至還會出現血塊。因此，運用腰椎穿刺不但可以診斷病情，也可以進行治療。要特別注意的是，施行腰椎穿刺法時必須要在安全的情況之下進行，同時醫師必須對於腰椎穿刺的適應症、禁忌症和操作方式有正確的認知，以減少併發症及危險發生率。

6. 腦波

屬於評估大腦功能的檢查工具。局部的腦波異常有可能是腦瘤、腦中風，或者是任何腦部受傷，廣泛的腦波異常則可能是代謝性腦病變，例如肝衰竭、腎衰竭、電解質異常、藥物或毒物性腦病變、腦部發炎等。此外，出現尖波的腦波常發生於癲癇，或是偶爾在任何急性的腦病變出現。

腦波檢查是一種安全而且是完全沒有副作用的檢查，由於深部小血管阻塞通常不會造成腦波的異常，因此可以根據檢查結果初步評估來區分大血管或是小血管的阻塞。

腦中風患者應進行哪些化驗

通常腦中風患者需要做以下實驗室檢查，幫助醫生診斷與評估適合的治療方式，但是並非每一位腦中風患者都要進行全部的檢查，醫生會根據不同病情、病程及不同時期，選擇必要性的檢查。

1. 血常規檢查

血常規一般在腦中風發病初期不會有特殊的變化，因此如果患者合併感染，例如呼吸系統或泌尿系統感染，檢查血常規就會發現白血球細胞數量增高；此外，如果患者血小板數量減少，醫生就必須要慎用對抗血小板的藥物。

2. 尿常規檢查

腦中風患者如果合併有腎小動脈硬化，檢查尿常規時就會出現異常。例如，患者合併有泌尿系統感染，尿常規檢查就會發現尿液中含有較多的紅血球細胞、白血球細胞或是蛋白。

3.大便常規檢查

如果腦中風患者發現連續幾次大便潛血陽性反應，通常是患者併發應激性潰瘍的表現。此時醫生會停用阿司匹林等抗血小板或抗凝藥物，減少對消化道的損傷，同時視情況加用抑酸藥物。

4.血糖測定和糖耐量試驗

這兩項檢查有助於診斷尚未發現患病的糖尿病及糖耐量減低的患者。由於糖尿病是導致腦血管病變的危險因素，與動脈粥樣硬化的關係密不可分。此外，已經發生腦中風的糖尿病患者在急性期需要定期監測血糖，因為血糖如果控制不佳，就會影響腦中風的治療與康復。

5.血脂測定

血液中膽固醇增高是腦中風的重要的危險因素之一。因此，當進行血脂測定後發現患者的血脂升高，尤其是總膽固醇、低密度脂蛋白膽固醇的指數升高，就必須進行降脂治療。

6.肝、腎功能測定

應用在腦中風急性期治療期間某些藥物可能會影響患者的肝、腎功能，因此腦中風治療期間應該定期監測肝、腎功能。

7.血清電解質的檢查

腦中風病人經常併發電解質紊亂以及酸鹼失衡的症狀，隨著病情加重甚至還會因此出現意識障礙，因此腦中風患者應該定期監測血清電解質。

8.凝血功能

對於所有的腦中風患者來說，凝血功能檢查是一項具必要性的重要檢查，例如出血時間、凝血活酶時間等，有部分患者還需檢查一些特殊的凝血項目，例如蛋白C、蛋白S等。當腦中風治療過程中醫生採用抗凝藥物時，也會需要定期檢查凝血功能，醫生會根據檢查結果調整抗凝藥物的劑量。

9. 腦脊液檢查

在一般情況下不需要進行腦脊液檢查，但是對部分頭部電腦斷層檢查未能確診出血，但是醫生又高度懷疑為蜘蛛網膜下腔出血的患者而言，就必須進行腰椎穿刺檢查。如果腦脊液呈現血性，則可以確診為蜘蛛網膜下腔出血。此外，有部分缺血性腦中風患者，醫生懷疑為特殊的病因例如血管炎，也需要進行腦脊液的相關檢查才能確診，使患者進行適當的治療。

PART 3

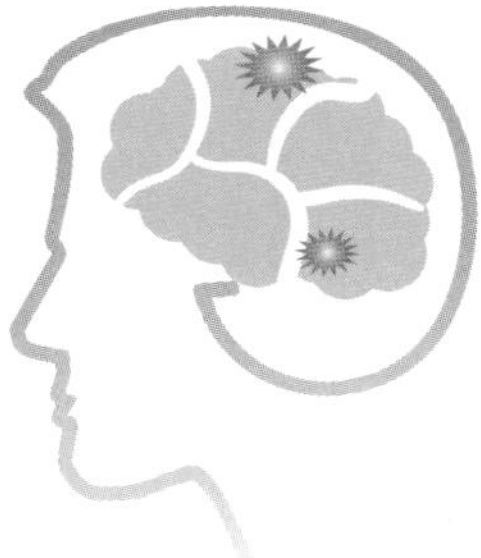

腦中風的治療與預防

如何搶救中風患者

搶救中風患者最重要的就是掌握黃金搶救期。當一看到患者出現說話不清、口歪嘴斜、身體一側無力，出現頭暈嘔吐症狀時，為了把握三小時的黃金搶救時間，應該以最快的速度將患者送往最近、設備最佳的醫院進行急診。

所謂腦中風333黃金搶救就是在腦中風發作三小時內及時搶救，可以增加33%有效治療腦中風的機率。如果缺血性腦中風患者能夠及時應用溶血栓藥物治療，也可以大大降低死亡率和致殘率。

但是，血栓溶解劑任何時間使用都有效果，同時在治療過程中也會伴隨潛在危險，因此最好能夠學習判斷腦中風的先兆，把握時間緊急送醫。由於到醫院急診時，醫生需要時間進行看診、問診，進行抽血、腦部電腦斷層掃瞄等檢查，此外，還必須向家屬說明注射血栓溶解劑的必要性，經過家屬同意之後，才會進行注射。因此，最好能在發病一個半小時內將患者送醫，讓醫生有時間進行檢查。

還有，送醫前最好先查詢醫院的設備，因為如果醫院設備不足，必須將患者轉診，反而會錯失急救的黃金時間。基本上，在不確定的情況之下，最好選擇大型醫院。

要特別注意的是，一旦發生中風前兆，例如頭暈、言語不清等症狀，不要按摩頸部，也不要轉動脖子，否則會使血管硬化的情形更加嚴重。

如何以藥物治療短暫性腦缺血發作

小中風最常見的原因是心因性栓塞（由心臟產生的血栓），主要是由於血塊進入腦部阻塞腦血管，於是出現中風的症狀，當凝血溶解之後，就又恢復正常。有許多人認為短暫性腦缺血只要服用阿斯匹靈就可以治癒，並且預防腦中風，其實這是錯誤的觀念。預防心因性的腦中風，應該是到醫院就診之後，經醫生評估開立抗凝血劑才是有效的方法。

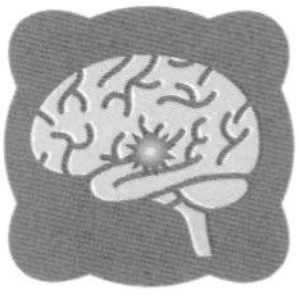

缺血性中風的治療方式

缺血性中風的治療總共有急性期的治療與預防再度發作兩大重點，其中急性期的治療又有血栓溶解治療術與動脈內取血栓手術兩種方式，以下將分別敘述。

急性期的治療：血栓溶解治療術

目前急性缺血性中風最主要的治療方式就是血栓溶解治療術。顧名思義，血栓溶解治療術就是將能夠溶解血塊的藥物注射入患者體內，將阻塞在腦血管中的血塊溶解，使腦血管恢復通暢，但是僅限於發病三小時內使用。

根據臨床經驗，如果使用血栓溶解劑（rt-PA組織胞漿素原活化劑）於發病超過三小時的患者，患者產生腦出血的機率會增加許多。換句話說，在急性缺血性中風發病時使用這類藥物，可以增加中風康復的機會或是降低殘障等級，但是同時也會增加急性腦出血的危險。資料顯示，約有6％的患者使用血栓溶解劑進行治療時會有腦部出血的情況。

所以使用血栓溶解劑這類藥物來治療缺血型中風時，必須注意以下原則：

a.用藥時機必須是發病三小時以內

根據研究的結果顯示，超過三小時之後，不僅血栓溶解治療的成效會變差，而在治療之後，產生出血的併發症的危險也增大。所以為了有效治療急性腦中風，建議民眾一旦發現中風症狀，應儘速就醫。

b.病況必須符合用藥的規定

血栓溶解治療術並非百分之百安全，其危險性是會發生出血的併發症。因此不建議輕微症狀的中風或是恢復期中風患者使用。同一方面，病情嚴重的患者因為腦組織受到損害的範圍比較大，使用溶解血栓藥物時出血的機率也相對增高。

此外，還有一些患者不適合使用溶解血栓藥物，例如使用口服抗凝血劑、腦部曾經發生病變，例如腫瘤、血管瘤、顱內手術，或是嚴重肝病、有胃腸潰瘍、血小板含量過低、血糖太低或過高、血壓太高等，這些在臨床上都有一套評估的標準，在使用血栓溶解劑之前應該要注意。

c.家屬應在了解之後才同意治療

血栓溶解術的目的是在黃金急救時間內儘速打通被血塊阻塞的血管，避免中風的症狀繼續惡化，有較好的預後，但是並無法修復因為缺血而壞死的腦細胞，因此患者在治療之後，仍然會有中風的臨床表現。此外，血栓溶解劑治療會有6％造成出血的危險性，家屬也應有所認知。

動脈內取血栓手術

因血栓溶解治療術的諸多限制，醫療學界也一直致力於找出治療急性腦中風的新方法，終於，自二〇一五年初新英格蘭期刊連續刊登三篇研究——〈EXTEND-IA〉、〈MR CLEAN〉、〈SWIFT PRIME〉，顯示動脈內取血栓手術比血栓溶解治療術有更良好的治療效果與預後，而且較不會增加出血的風險。

手術的前段過程和一般血管攝影並無太大差異，會經由鼠蹊部置入導管，再送到靠近血栓阻塞的地方，接著運用取栓支架把血塊夾出去，或是使用取栓導管，以抽吸的方式處理血栓。

臺灣的各醫療中心也從二〇一五年起開始陸續執行動脈內取血栓手術，取栓支架與取栓導管也分別於二〇一六及二〇一七年獲得健保給付。但無論是哪一種治療方式，最重要的還是要掌握治療的黃金時期，才能擁有最好的預後效果。

預防復發的治療

腦梗塞一旦反覆發作，症狀會愈來愈嚴重，最後變成臥病不起或癡呆狀態的病例不在少數。臨床上也發現，腦中風患者再次發病的風險是正常人的九倍，而且後果更加嚴重，大約15%的腦中風病人會在一年內再次發生腦中風或心臟病，甚至死亡，因此防止再度復發可以說是極為重要的治療程序之一。

預防腦中風復發，除了養成良好的生活習慣，預防三高之外，抗血小板治療也是預防腦中風復發的重要措施。因為缺血性中風是由於腦血管被血栓阻塞所導致，而人體內控制血液凝固的組織是血小板。也就是說，大部分的血栓都是由血小板聚集而成。因此為了防止血栓再次造成腦血管阻塞，醫生會採用抗血小板藥物來抑制血小板的作用。

所以如果患者服用抗血小板藥物的過程中沒有出現出血等明顯的副作用，則應該要持續服用。有些患者及家屬認為腦中風症狀消失之後，就可以停止服用藥物，其實這是不正確的觀念。因為抗血小板治療除了有治療腦中風的作用之外，更重要的是能夠預防腦中風復發。

缺血性中風的治療方式

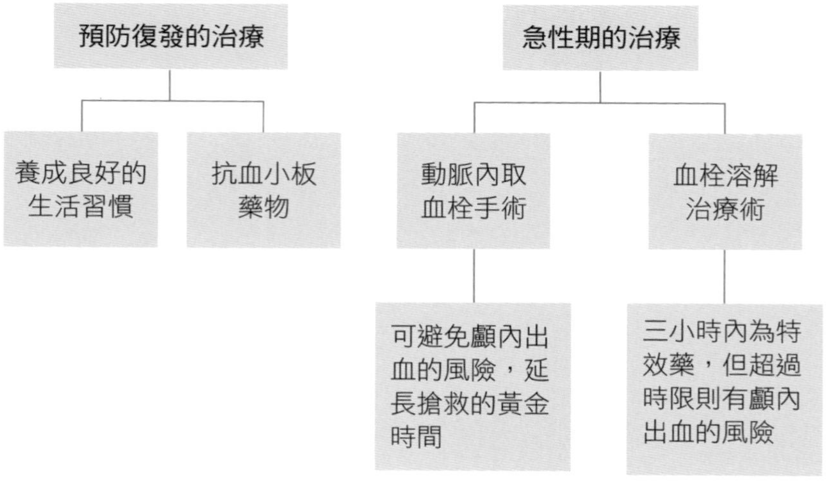
預防復發的治療
養成良好的生活習慣
抗血小板藥物
急性期的治療
動脈內取血栓手術
可避免顱內出血的風險，延長搶救的黃金時間
血栓溶解治療術
三小時內為特效藥，但超過時限則有顱內出血的風險

出血性中風的治療方式

對於出血性中風的患者，醫生可能會採取以下治療措施：

1. 一般治療

醫生會使患者安靜休息，避免情緒激動，臥床二至四週。在臥床期間，患者應採側臥，使口腔分泌物可以流出，並且防止舌墜引起窒息。同時，家屬或是照顧者應注意協助患者定時更換體位，避免褥瘡及保持四肢的功能。此外，應保持患者的營養、水及電解質平衡。意識清醒且沒有嘔吐現象的患者，可以嘗試進食流質食物，透過靜脈補充營養，同時適當地給予止痛治療。

2. 降低顱內壓

如果患者有顱內壓增高的情況，醫生會使用20%甘露醇、甘油制劑及高張鹽水等藥物降低顱內壓。

3. 調整血壓

醫生會採取措施，使患者的血壓可以保持在 140/90 毫米汞柱左右。對於高血壓腦出血的患者來說，降壓治療可以控制腦內血腫不再擴大。

4. 防治併發症

如果患者呈現昏迷狀態，常會發生肺部感染，還有因為沒有翻身而發生褥瘡的情形，醫生會視情況應用抗生素防治感染。同時，腦出血患者容易併發胃潰瘍，因此醫生也常會給予抑制胃酸的藥物。

此外針對不同類型的出血性中風——高血壓性腦出血、動脈瘤破裂及動靜脈畸形，也有不同的專屬治療方式：

1. 高血壓性腦出血

最多腦出血屬於此型，好發位置在基底核及視丘，常會造成半身不遂、語言障礙、昏迷甚至死亡。一般來說會利用手術清除血塊以及減少腦腫，使患者存活率提高，但是對於身體癱瘓及語言障礙則幫助有限，仍然需要藉復健治療來改善。

2.動脈瘤破裂

通常會造成蜘蛛網膜下腔出血，也有少數患者有腦實質出血的現象。一般來說，動脈瘤破裂造成的出血應進行手術夾除動脈瘤，因為若不接受手術，有50％的患者在半年內仍然會再因為動脈瘤破裂而引發出血，而且有50％的死亡率。

3.動靜脈畸型

動靜脈畸型通常好發於年輕人，因為動脈與靜脈直接相通，壓力差太大造成血管破裂出血，透過血管攝影證實病情之後進行手術治療。除非動靜脈畸形的位置在重要的腦功能區，否則原則上應接受手術切除，否則會有出血的情形發生。

出血性中風的治療方式

共同原則	高血壓性腦出血	動脈瘤破裂	動靜脈畸形
安靜休息	手術清除血塊	手術夾除動脈瘤	手術切除
降低顱內壓	出血性中風患者中比例最高	易引發蜘蛛膜下腔出血	先天性血管畸形，是年輕人中風的常見原因
控制血壓			
防治併發症			

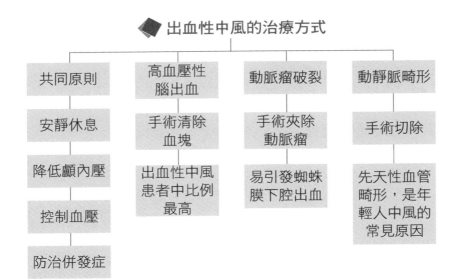

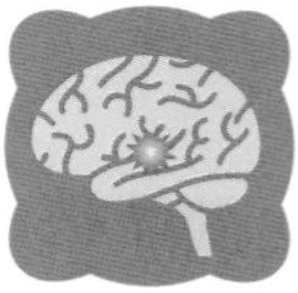

蜘蛛網膜下腔出血的治療方式

因腦內動脈瘤破裂所引起的蜘蛛膜下腔出血，常見的治療方式如下所述：

1. 神經介入治療

神經介入治療也就是血管內治療手術，是一種破壞性較小的手術。通常會在患者的鼠蹊部或大腿穿刺約二至三毫米的小切口，使導管順著股動脈等血管抵達患處，再針對患處進行治療。

當患者曾經接受過腦部外科手術，或是本身有其他狀況使手術治療的危險性較高時，就可以考慮以神經介入治療進行腦動脈栓塞法等預防再出血。

不過如果患者併發腦內血腫，或是沒有經過抗生素治療的感染性腦動脈瘤等，則不適合使用神經介入治療。

2. 手術治療

以外科手術摘除顱內動脈瘤是最有效減少再出血的方法，手術方式必須依照患者的臨床情況來評估。

3.藥物治療

因動脈瘤破裂引起的蜘蛛膜下腔出血會使得血管發生痙攣，因此減少血管痙攣可使用鈣離子阻斷劑，當患者的狀況適合手術或是栓塞治療時則立即進行。治療時要特別注意，鈣離子阻斷劑宜空腹服用，並且勿與葡萄柚併服。服藥期間可能會產生暈眩、頭昏眼花、倦怠等副作用。

蜘蛛膜下腔出血的治療方式

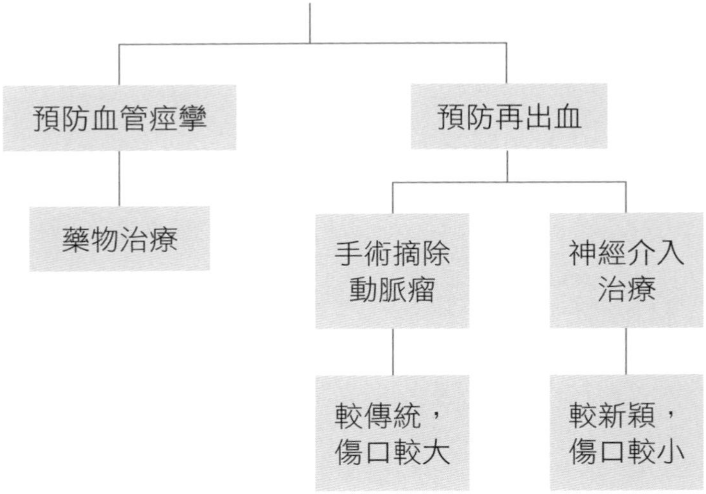

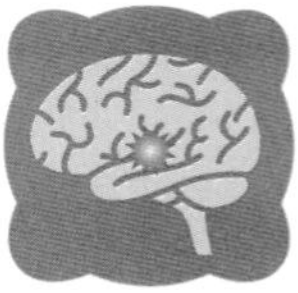

如何預防腦中風

預防腦中風的主要原則就是了解引起腦中風的危險因素（參見14至37頁），然後進行調整。雖然有些因素是無法避免的，例如年齡增長或是男性遺傳因素等等，但是依然有可行的對策來因應，最好的方式便是藉由改善生活方式，有效地遠離腦中風的危險因素。例如高血壓、膽固醇、酒精、菸、肥胖、糖尿病、心臟疾病、壓力及其他因素，主要的方法如下：

1. 掌握家族病史、遺傳、年齡、性別等方面的因素。
2. 避免飲酒過量。
3. 戒菸。
4. 持續規律運動，避免因運動不足而導致的肥胖症。
5. 妥善治療心臟病、糖尿病、高血壓等慢性疾病，並按時回診定期檢查。
6. 培養放鬆心情、減輕壓力的興趣、嗜好，擁有健全的身心。

要特別強調的是，高血壓可以說是中風的首要因素。高血壓是一種完全沒有症狀，沒有感覺的慢性病，不像是血糖過高的糖尿病患者，會有口渴的症狀，通常要透過量血壓，患者才會知道自己患有高血壓，然而當高血壓出現症狀時，通常都為時已晚。

總而言之，等到疾病發作之後才花時間去治療，不如用心預防。腦中風的致命率非常高，就算保住性命，也極可能有嚴重的後遺症發生，因此在預防方面顯得更加重要。

如何預防腦中風

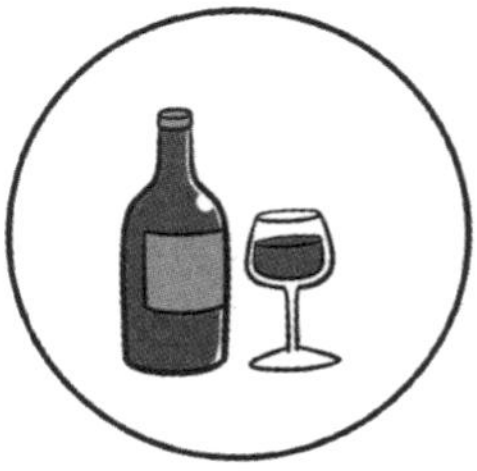
避免酗酒

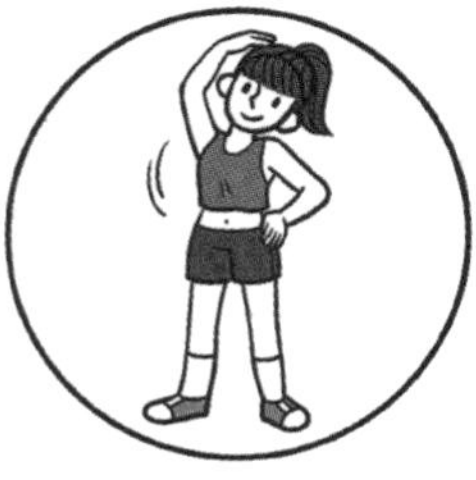
規律運動

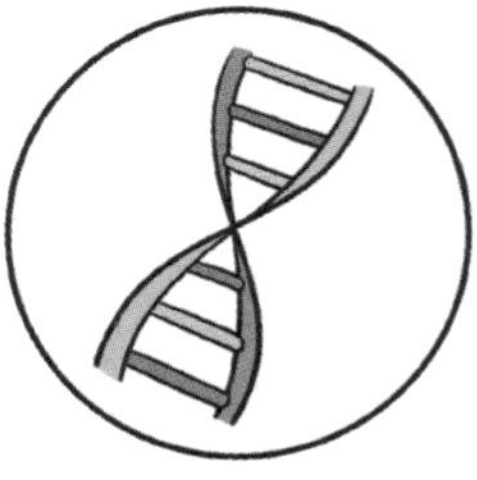
掌握家族病史

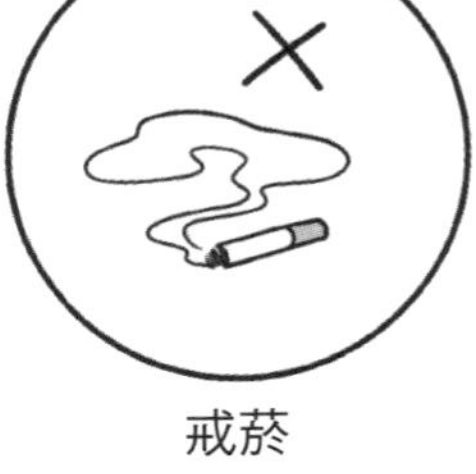
戒菸

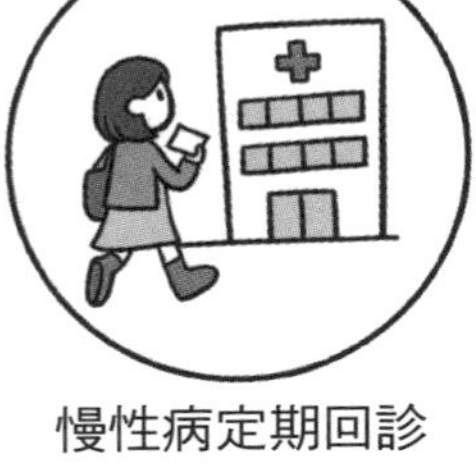
慢性病定期回診

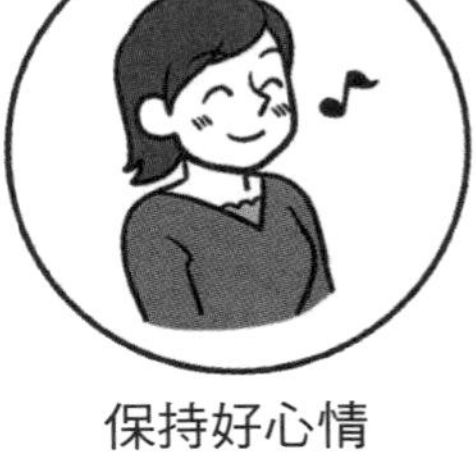
保持好心情

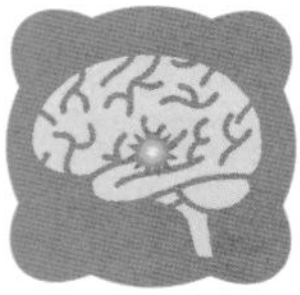

預防腦中風的三個級別

一般來說，腦中風的預防分為三個層級：

1. 一級預防

只存在上述危險因素其中一種或幾種，但是沒有腦血管疾病的前兆或是表現。這時應該積極治療及去除存在的危險因素，同時定期監測有沒有其他引起腦中風的危險因素發生，並且採取相對應的措施。

2. 二級預防

本身存在引發腦中風的危險因素，而且出現過中風的前兆，例如短暫性腦缺血。此時應該就醫診斷，並且積極治療，防止嚴重腦血管病變發生。

3. 三級預防

已經發生中風的患者，在發病初期，也就是患者在發病數小時後的急性期，應著重降低致殘程度，同時治療引發中風的危險因素。對於缺血性中風患者而言，發病後六小時以內應即刻開始溶栓治療，愈早施予針對性治療措施治療效果就愈好，造成的身體功能障礙程度就有可能愈低。

腦中風的三個級別

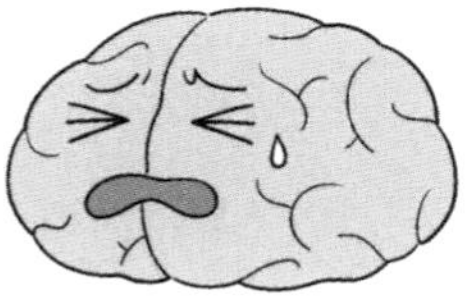

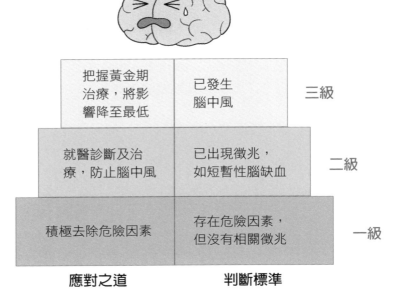

應對之道	判斷標準	
把握黃金期治療，將影響降至最低	已發生腦中風	三級
就醫診斷及治療，防止腦中風	已出現徵兆，如短暫性腦缺血	二級
積極去除危險因素	存在危險因素，但沒有相關徵兆	一級

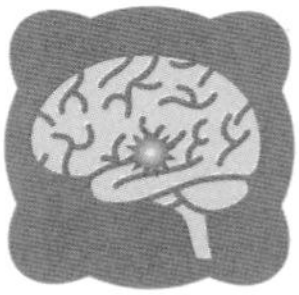

如何預防短暫性腦缺血發作

短暫性腦缺血即是所謂的小中風，可視為腦中風的前兆，患者會出現類似中風的症狀，但在二十四小時之內就會完全康復。

嚴格來說，小中風並不算是中風，不過曾經出現小中風的患者，日後中風的機率會比常人高出二至三倍。因此，發生小中風時絕不可輕忽，最好能到醫院徹底檢查，以便做好預防。

預防小中風的方法：

1. 定期健康檢查

定期健康檢查是維護健康的重要方式，尤其如果發現本身有高血壓的症狀，更應該早期治療，並養成定期測量血壓的習慣。

2. 健康的飲食型態

減少油脂、鹽分的攝取量，注重飲食均衡，避免暴飲暴食，同時維持正常體重。

3.適度的運動

依照個人興趣、環境因素等養成規律運動的習慣。適度的緩和運動例如散步、太極拳等，可以改善血液循環，降低血液中的膽固醇，也能控制高血壓患者的血壓。

4.避免誘因

儘量避免劇烈運動或是勞動、酗酒、抽菸、失眠、情緒失控等情形，並注意沐浴時的水溫不要太冷或太熱，尤其是老年人千萬不要貿然嘗試三溫暖或是溫泉浴，因為泡熱水澡會使全身血管擴張、血壓下降，此時如果突然起身，很容易造成站立性低血壓而暈倒，特別是三溫暖的冷熱溫度差距大，會對血管造成過大的刺激。

5.改善生活形態

在臺灣，年齡每增加二十五歲，中風的機率就會提高十倍。除了以醫療介入的方式改善高血壓、心臟及心血管疾病等危險因子外，也可透過改善個人生活形態的方式來降低發生短暫性腦缺血的機率，例如戒菸、戒酒、排除日常生活壓力等。

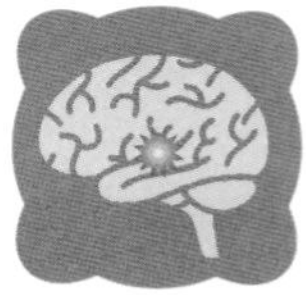

如何預防中風復發

每一次中風發作都會較前次發作更加嚴重，有些患者第一次中風復原之後還能恢復正常的生活，但若發作第二次、第三次，可能就會成為植物人。臨床上也有研究發現，一旦發生中風，未來再次發作的機率也會增加，同時，造成肢體殘障的風險也更高，死亡率也會隨之提高。因此，預防中風復發的方法——消滅引發中風的危險因子，就成了中風患者及家屬非常注重的課題。如下所示：

1. 改變生活形態

美國心臟學會曾經公布，預防中風的準則包括避免抽菸、避免過量飲酒、避免肥胖、養成運動的習慣等。基本上，遵守這些原則可以減少慢性疾病例如高血壓、心臟病、糖尿病、高血脂，並且預防中風發生。

2. 均衡的飲食

由於現代人大多嗜吃甜食、油炸食物等，所以容易使體重過重，造成身體器官的負擔；或是使血液中的脂肪、膽固醇含量上升，並且堆積在血管中，造成血管逐漸硬化，加上食用過量的鈉鹽，血壓也會逐漸升高，如果再缺乏運動，心肺功能失調，很容易就會發生中風。

因此，為了預防中風及復發，在飲食方面應該減少油脂、鹽分的攝取、多吃富含纖維質的食物，同時攝取均衡的營養。

3. 規律用藥

除了維持良好的生活型態及生活習慣之外，對於中風病患來說，不隨意停藥是很重要的原則。臨床上，醫生會開立藥物給中風患者進行治療，例如抗血小板凝聚劑，最典型的是阿斯匹靈或保栓通等，除了聽從醫生指示服用之外，還要注意服用藥物的禁忌，例如應該避免與紅麴類食物、納豆一起服用，才不會影響凝血機制，造成出血。

此外，高血壓患者應該要更加配合藥物治療，定期監測血壓，絕對不可以擅自減藥或是停藥，以免造成危險。

慢性疾病患者如何預防中風

1. 糖尿病

糖尿病是一種代謝疾病，經常會伴隨高血壓、肥胖、血中高密度膽固醇較低以及三酸甘油脂過高等症狀，長期下來也會對血管造成發炎反應、導致內皮細胞功能受損、血小板被活化凝集以及胰島素阻抗等症狀，以上這些因素使動脈粥狀硬化加速，導致血栓形成而引起中風，因此糖尿病患者發生中風的機率高於一般人二至三倍。

糖尿病可能引起的主要是缺血性中風，也就是腦梗塞，要預防糖尿病引起腦中風，平日對患者應該加強教育並且進行心理調整，透過講座、病友會、刊物等方式，了解糖尿病知識與掌握自我管理的方法，並且經由心理建設培養面對糖尿病的正確心態，積極配合醫生治療。

此外，飲食治療對於糖尿病患者控制病情也是重要的一環。除了控制總熱量之外，患者每天應該要攝取足夠的優質蛋白質以及膳食纖維，適量的碳水化合物與脂肪，同時減少鹽分的攝取。

運動也是改善慢性疾病的好方法，維持適當、適量的有氧運動，例如慢跑、健走、太極拳、騎自行車、游泳等，最重要的是要持之以恆，依照個人體質從輕量、短時間開始循序漸進，維持每週至少五天的規律運動。

除此之外，糖尿病患者應按照醫生指示服藥以及注射胰島素，不可擅自更改藥方或是停藥。同時，除了自我監測血糖之外，還應隨時注意體重、血壓等指標。

2. 高血脂

高血脂可以說是引發中風的重要原因之一。一般來說，醫生會開立處方，以藥物控制血脂值，患者應該要與醫生配合按時服藥，要特別注意的是，若有同時服用其他藥物，務必主動告知醫生。此外，患者必須定期回門診追蹤，進行抽血測量血脂值，即使血脂回到正常值，也不可擅自停藥或減藥，應與醫師詳加討論。已經中風過的高血脂患者，應該遵從醫師的指示，立即開始服用降血脂藥物，而且要比一般患者更加積極治療。

戒菸對於控制血脂也很重要，香菸中的尼古丁，會加速動脈硬化，損害血管壁，使脂肪容易累積。臨床上統計，長期吸菸會提高二至三倍罹患中風、心臟病的機會。

3. 高血壓

高血壓也是導致腦中風發生的危險因素。有些患者認為儘快將血壓降下來，就可以避免中風，其實這是錯誤的觀念。血壓如果下降過快、過低，使得血壓波動的幅度太大，同樣也很容易導致中風的發生。因此，對於高血壓患者來說，長期依醫生指示服藥以保持穩定的血壓很重要。

慢性疾病與中風的關係

	糖尿病	高血脂	高血壓
原因	易使血管受損與血栓的形成	流行病學顯示，危險因子中高血脂患者引發中風的比例最高	血管長期承受較大的壓力容易受損傷
中風類型	缺血性	缺血性	出血性
應對方式	養成良好的生活習慣，定期回診追蹤，不可擅自停藥		

為什麼低血壓也要預防中風？

一般認為只有高血壓是中風的危險因素，但是其實病態性的低血壓也會引起中風。

根據流行病學的研究，如果舒張壓正常，收縮壓高，或收縮壓與舒張壓之間的落差愈大，則危險性更高。

因為當血管硬化、彈性差，血液從心臟打出來後，會因血管太硬，反作用力增大，造成收縮壓偏高，舒張壓偏低的現象。所以兩個數值落差的程度愈大，代表大血管硬化的程度愈厲害。

不過，血壓到底多低才能判定是低血壓呢？實際上低血壓的標準沒有明文規定，但是臨床上主要是指無法達到或是不能維持正常生理需求的血壓。一般來說，收縮壓小於90Hg，舒張壓小於60Hg以下的情形就可稱為低血壓。

低血壓的原因包括：

1.體質性低血壓

體質性低血壓常見於女性及家族遺傳，通常比較瘦弱的女性由於身體基礎代謝率較低，比較容易出現低血壓的情形。

2.姿勢性低血壓

有時候在變換姿勢時會出現低血壓的症狀，有可能是因為血液輸出量不足、消化性潰瘍、痔瘡出血或是嚴重的嘔吐、腹瀉、盜汗引發嚴重脫水等情形所引起。突發性姿勢性低血壓常見於心肌梗塞或是心律不整的患者。此外，嚴重心臟衰竭、主動脈瓣狹窄、心包膜發炎等情形也會引起低血壓。

3.藥物性低血壓

有些老年人在服用降壓藥、鎮靜劑、利尿劑、抗心絞痛藥物之後會發生低血壓的症狀。

4.腦發性低血壓

腦發性低血壓大多發生於失血、慢性貧血、糖尿病、動脈硬化、中風之後的慢性疾病患者。

預防中風的飲食原則

高血壓、高血糖、高血脂都是中風的危險因素，根據流行病學研究調查顯示，只要具備「三高」之一，罹患中風的機率就比正常人多出三倍，而「三高」的形成與飲食之關係十分密切，因此預防中風除了規律的運動之外，還應該慎選飲食。我們日常生活食用的食物中，有一些可以影響血壓、血糖與血脂肪的營養素、抗氧化營養素或是植化素，對於預防中風都有幫助。換句話說，只要依循預防中風的飲食原則，就可以減少中風的機會。

1. 慎選飲食

對於人體有益的食物含有人體必須的營養素，可以促進身體健康，建議每天攝取的食物，例如蔬菜、水果、牛奶、蛋、瘦肉、全穀類、橄欖油、玉米油、花生油、葵花油等。平時用餐應該要均衡攝取各種營養，同時避免高熱量、油炸的食物，維持飲食清淡、少鹽。

2. 多食用蔬果

根據研究顯示，每天吃一份蔬果的女性能夠降低7%的中風機率，而男性的中風機率則減少4%，由此可知多吃水果和蔬菜可以降低腦中風的風險。不同的水果和蔬菜中包含營養素鉀、維生素B_6、維生素B_{12}、葉酸、纖維和抗氧化物等，都可能降低中風風險。因此，最好的方式是每天吃五份以上的水果及蔬菜。此外，也有研究發現，多吃含鉀食物例如香蕉，可以降低中風的機會。

3. 少鹽

鹽主要的功能是控制人體內水分的平衡，當鹽分攝取過多時，水分就會滯留體內，使血壓升高並且增加心臟的負擔。因此要預防高血壓必須限制鹽分的攝取，飲食以清淡為主，避免添加人工調味料，醃製的食物也應該避免。

4. 降低膽固醇的攝取

除減少攝取動物性脂肪例如肥肉、培根、雞皮、鴨皮之外，還要避免加工食品中的脂肪，還有甜點也應該減少食用。

不要使用油炸、煎，改用清蒸、水煮、涼拌等方式烹調，外食時可以利用瀝油、過水等方式降低食材中的油脂含量。此外，味噌、豆腐、豆漿等黃豆製品能夠降低體內壞膽固醇含量，可以適量攝取。

5.減少精緻糖類的攝取

攝取過多單醣食物，會造成體內三酸甘油酯含量升高，因此平時應該少吃甜食等含糖量高的食物，預防過胖，減少心血管疾病發生。臨床統計發現，吃大量紅肉、加工肉品、精製穀物及甜食的婦女，比攝取少量的人相較之下，得到中風的風險高出58％。

6.攝取優質營養素

優質的營養素可以增進身體免疫功能，改善心血管疾病，其中包括輔酵素Q-10、亞麻仁油、深海魚油、大蒜精、維生素B群、葉酸、維生素A、C、E及硒，還有L-肉鹼、卵磷脂等。可以經由醫師評估之後，採用需要的營養補充品。

預防中風的運動原則

臨床上證實，養成規律運動的習慣可以有效預防慢性疾病，更有研究數據顯示，沒有運動習慣的人，發生腦中風的危險性，比起每週運動六小時以上的人明顯增高；舉例來說，每天快走三十分鐘，發生腦中風的機率可以降低30%。適量的運動可以改善心臟的功能，增加腦部血流量，使血液循環流暢，因此對於血壓、血糖及血脂都可以達到控制的效果；此外，正確地運動還可以控制體重、改善骨質疏鬆、放鬆心情以及減輕壓力，降低腦中風的風險。

目前建議的運動原則是成人每週三至四次，每次運動三十分鐘以上，主要以有氧運動為主。值得注意的是，臨床上的研究顯示女性如果每週運動三小時又三十分鐘至六小時，可以明顯降低中風的機率。

此外，可以藉由最大安全運動心率評估運動是否適量，計算方式為：

最大安全運動心率＝220－年齡

測量方式就是當運動結束後立即測量脈搏，如果心跳數為最大安全運動心率的60％至85％，則算是運動適量。

因此，從事運動應該從輕量、短時間開始循序漸進，同時運動前要充足熱身，運動後也要進行收操。最重要的是，不論何種運動都要持之以恆，除了選擇自己喜歡的運動項目之外，也可以與朋友結伴或是參加運動社團，並且輪流進行多種不同的運動。同時，運動時可以聽音樂，幫助放鬆心情與堅持。

為了確保運動過程的安全，應該要選擇合適的運動配備，例如運動鞋、襪以及吸濕排汗或是保暖的服裝等，對於運動場所的選擇首要條件就是安全。如果本身患有糖尿病的患者，應該在運動前進食，餐後三十至六十分鐘後運動，運動時應攜帶因應低血糖的食品以及糖尿病患者識別卡。

如何保持心理平衡

維持心理健康是預防疾病重要的一環，尤其是現代社會來自各方面的壓力大，心理健康往往受到自身因素和社會環境的影響，如果長期處於精神緊張、人際關係疏離的狀態之下，很容易出現焦慮、憂鬱、躁鬱等心理疾病。心理健康對於降低中風的風險也很重要，可以透過下列方式保持心理平衡：

1. 培養良好的人際關係

心情苦悶時應該避免壓抑，可以找信任的朋友聊天，抒發情緒；多與家人、親友相處，加強彼此的溝通互動，維持良好的關係，彼此支持。

2. 凡事按部就班

按照自己的能力訂定時間表，不做超出能力範圍的事，工作時按部就班，避免因為趕時間而心情焦躁，導致心理壓力變大。

3. 適當的休閒活動

培養良好的興趣愛好，緩解工作和精神壓力，在感到心情低落時，可以藉休閒活動來調整自己的心情。因此，平常就培養能夠使自己心情愉快，又能夠休養身心的興趣或是活動，保持情緒的平衡。

4. 學習成長

透過各種學習成長的過程，可以不斷地增長視野，並且修正原先錯誤的認知，藉此改善不良的情緒、行為。此外，養成即知即行的習慣，凡事多親自動手，不是只採取觀望的態度。

採取積極開放態度學習新事物的人，透過學習與實地操練，可以逐漸了解自己，心理承受挫折的能力也會增強，因此能正視自己的問題，勇於面對並且解決問題。相反的，如果終日逃避現實，很容易因為挫折就沉溺在情緒中。

5. 轉移焦點

當遇到較大的刺激或是挫折、失敗時，要避免陷入煩悶的狀態中，最好能夠暫時離開當時所面臨的情境，轉移注意力，讓自己有時間恢復情緒，達到心理上的平靜。

6.良好的生活習慣

不論是均衡的營養、規律的運動、正常的作息時間等，良好的生活習慣可以說是預防慢性疾病最好的方法，尤其是高血壓、高血糖及高血脂，相對的維持良好的生活習慣就能降低中風的風險。

憂鬱、焦慮時可以怎麼辦？

1.試著整理心情並傾訴出來。

2.深呼吸，整理好事務的先後順序，儘量別緊張心急。

3.培養休閒活動，別讓負面能量積累。

4.嘗試走出封閉的小圈子，讓世界擴展。

5.脫離導致負面的環境，讓自己有時間統整好後再處理。

6.維持良好的生活習慣，精力充足更能從容應對突發狀況。

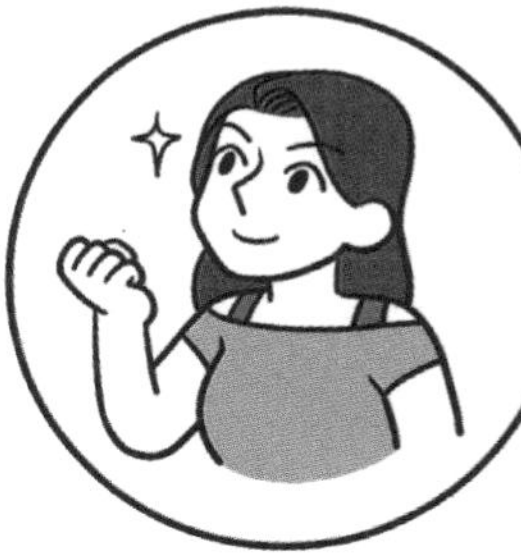

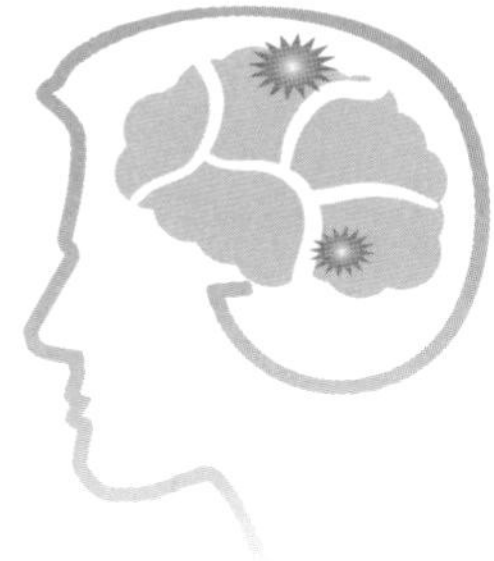

PART 4

中風患者的日常保健

各時期的中風患者應護理的重點

1. 昏迷期

腦中風昏倒的情形是突然倒下昏睡，臉紅、脈搏加快。此時，旁邊的人應該保持冷靜，如果發生在廁所、浴室或是危險場所，應該先將患者移到安全的地點。

移動患者時頭部不可彎曲，背部微彎使氣管保持暢通，並且鬆開鈕扣、皮帶、領帶等，使患者呼吸能夠順暢；同時，讓患者咬著紗布卷、湯匙柄，以免造成窒息。在等待救護車或是醫生來到之前，應保持患者腳部的溫度。

2. 臥床期

要特別注意各種體位的轉換，至少每二小時要為患者更換姿勢，以免造成褥瘡。除了褥瘡之外，臥床期容易出現的併發症還包括感染性膀胱炎、肺炎、骨多孔症、骨折、浮腫、循環障礙、關節拘縮、變形、疼痛等，應該要特別注意防範。

3.坐位期

當患者能夠坐起來時，患者本身的意志力成為是否能達到最佳復健效果的關鍵。此時，應鼓勵患者積極翻身、坐起以及進行轉位的訓練，並儘量學會獨立完成日常生活的動作，例如用餐、上廁所、穿脫衣服與洗澡等，但要避免勉強。坐位期較容易發生的併發症是起立性低血壓，可以透過從臥床起身坐立的轉位訓練加以改善。

4.立位期

當中風患者可以站立時，已經進入到復原、鍛鍊的階段，患者同時也應該學習獨立面對周圍的生活動作。

這個階段的重點在於復健鍛鍊，目標是日常動作以及轉位訓練，例如淋浴、穿脫衣物、用餐等。同時，這個階段也是進入步行期的準備期。

5.步行期

患者如果完成站立訓練以及移動雙腳，並且取得平衡之後，便進入步行期。然而應該先請醫師及復健師評估患者是否需要使用楞杖等輔具。

中風康復護理的目標是什麼

任何疾病都一樣，除了依靠醫護人員的治療之外，患者自身及家屬的照顧、復健與養護更加重要，尤其是中風後遺症，更需要患者自己本身的努力復健，才能夠恢復最接近正常的生活。

中風急性期的治療如果成功，病情可以說好轉一半，另外一半則需要仰賴持續積極的康復護理，不僅是為了促進患者的身體康復，還能避免各種併發症的發生以及降低致殘率，同時也能幫助患者重新建立信心，提高生活品質。臨床上統計，有許多在急性期搶救成功的患者往往因為忽視康復護理而導致終身殘疾，因此不論是患者自身或是家屬照顧者，都應該要有正確的康復護理觀念。

中風康復護理的目標包括：

1. 改善患者的健康

藉由康復護理可以恢復患者的自信心，還能促進身體健康的恢復，同時改善患者生理和心理兩方面的健康品質。

2.增強患者的自理能力

中風患者可以重新學習日常生活需要的技巧，減少依賴家屬或是照顧者。若能達成生活自理的目標，除了可以延緩身體功能退化，還可以減輕家人照顧者的的負擔。

3.提高患者的抗病能力

降低併發症例如褥瘡、肺部感染、嗆咳及肩周炎的發生機率。

4.協助患者重返社會及社交團體

康復護理可以協助患者重返工作崗位，並且恢復社交活動，維持身心的平衡，同時患者也能夠建立信心，擁有健康、正面的人生觀。

康復護理的目標

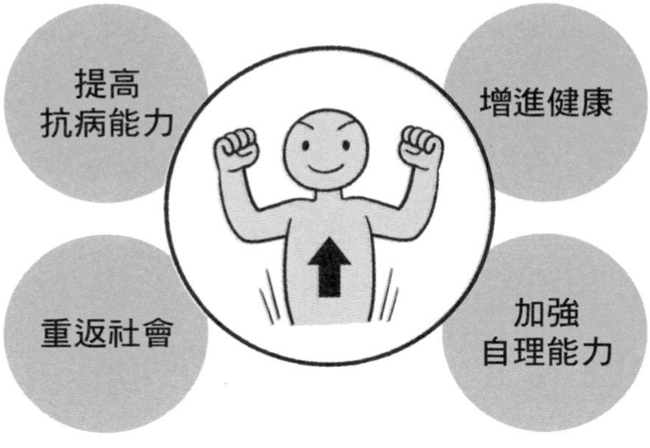

中風患者的居家環境安全

腦中風患者不只是走路不穩，手部的力量也會變差，肢體反應也相對減弱，因此原本舒適的居家環境可能就會對患者造成障礙甚至傷害，需要針對患者的病情需求進行改變。

為腦中風患者創造無障礙的居住空間可以幫助他們多依靠自己的能力活動，無形中也提昇了復健的效果；相反地，如果居家環境處處行動困難，就會讓中風患者一直受困於房間中，造成身體各種功能退化迅速。

1. 隨時整理環境

家中的物品隨時收拾好，並且放置在固定的位置，避免散落在地上造成行走的危險。此外，如果因為拿取放在高處的物品移動桌椅，一定要記得復原，以免腦中風患者因為習慣而沒有注意到障礙物，結果發生碰撞甚至跌倒，造成傷害。

2.裝置扶手

家中如果有中風的患者，走道旁應該裝置扶手，高度大約在患者的腰際，可以讓患者不論是以身體倚靠、用手肘支撐或是用手攀扶都很方便。此外，由於一般住宅的浴廁都會有門檻的設計，對於腦中風患者來說是一種障礙，為了安全，可以在廁所和浴室的門邊裝置扶桿。扶桿的位置最好在門軸的另一邊，方便進出時可以開關門，扶桿的形式以上下縱向使用上較方便，長度不要短於30公分。浴室中，浴缸和馬桶旁也可以裝置扶桿，方便患者起身。

3.特定位置安裝止滑裝置

廚房和浴室等容易濕滑的地方，或是樓梯等危險度較高的場所，最好能夠安裝止滑設施，因為中風患者的反應及平衡感會變差，甚至有肢體障礙，很容易在這些環境中不慎跌倒。

4.避免障礙物

為了節省空間，我們時常會利用樓梯間、走道等放置櫃子或是物品，因此造成通道狹窄，不利於通行。此外，處於地震帶的房屋，櫥櫃容易因為地震而移位或是傾倒，造成通行困難或是受傷，對於腦中風患者來說更是危險。因此。在家中的樓梯間、樓梯上或是走道上儘可能不要擺放任何物品或是櫥櫃。

5. 浴缸的厚度

由於腦中風患者如果以站立的姿勢洗澡比較吃力，最好能夠坐在浴缸邊或是浴缸中洗澡，這樣除了比較安全之外，也比較舒適。因此，浴缸最好能夠寬厚，方便患者坐在浴缸邊，或是進出浴缸。

6. 衛生與消毒

為了避免患者感染，家中的設備、患者常觸摸的物品、扶手等應該經常使用酒精消毒，患者房間中的寢具也應該時常清洗、更換。

照護者應做好哪些護理記錄

進行復健的目的在於幫助患者受到限制的肢體動作儘可能恢復成以往的狀態。過程中也必須確保患者的生命安全，因此注意生命徵象的穩定就很重要。

生命徵象監測的內容包含體溫、脈搏、呼吸、血壓，如果它們之間有一項出現異常，就可能危害到生命，所以我們不僅要去認識它們，更重要的就是要學會如何去量測與辨認它們。

1. 脈搏

脈動就是由心臟收縮打出的血液流經血管所產生的波動，通常可測量脈搏的部位為全身的表淺動脈，包括頸動脈、臂動脈、股動脈、膕動脈、足背動脈以及脛骨後動脈。測量脈搏時必須注意脈搏的速度、節律，同時也要留意左右兩邊脈搏的強弱與脈壓是否相同。

2. 體溫

在急性期的中風患者常會有體溫升高的現象，尤其是腦出血患者。一般來說，在中風急性期出現的高熱是由於大腦內部的體溫調節中樞受到影響所引起，患者可能出現不出汗或少汗、四肢溫度低、軀幹溫度高的現象；此外，急性期五天以後的高熱，則需要注意是否為感染所導致，若是則患者會有咳痰、寒顫、多汗等症狀。

要特別注意的是，中風患者體溫升高會造成腦部的代謝加快，使腦損害加重，甚至會導致死亡。因此，如果中風患者有高熱的現象，最重要的就是要儘快將體溫降下來，並且注意感染的可能性。

3. 血壓

每天固定測量血壓可以幫助中風患者預防復發，也可以提供醫生評估治療方式的參考；同時，控制血壓有助於降低心臟、腎臟和眼睛的相關併發症。

首先，要準備家用血壓計和記事本，從每天測量一次血壓並做記錄開始。從每天的血壓變化中，可以獲得比醫院的檢查資料更詳細的資訊，對治療也非常有用。另外，記事本中，不僅要記錄血壓，還要記錄體重、飲食內容、運動量、服用的藥物、當天的身體狀況等。因為影響血壓的因素很多，比如睡眠不足時，血壓就會上升。對於治療來說，也可以提供寶貴的資料。

每日早晚量測血壓至少一至二次以上，加以平均之後記錄下來，正常的血壓之收縮壓級舒張壓分別為130及85毫米汞柱。

4.呼吸的測量

體液中的氧氣、二氧化碳和氫離子濃度會影響呼吸，如果濃度失衡，就會出現呼吸異常的情形。測量呼吸的方法很簡單，只要將一隻手輕放於患者胸廓上，感受吸氣時胸廓的起伏，同時用眼睛觀察胸廓實際起伏並且記下次數，持續三十秒鐘，紀錄起伏次數之後乘以二，就是每分鐘換氣次數。

每日應記錄的生命徵象

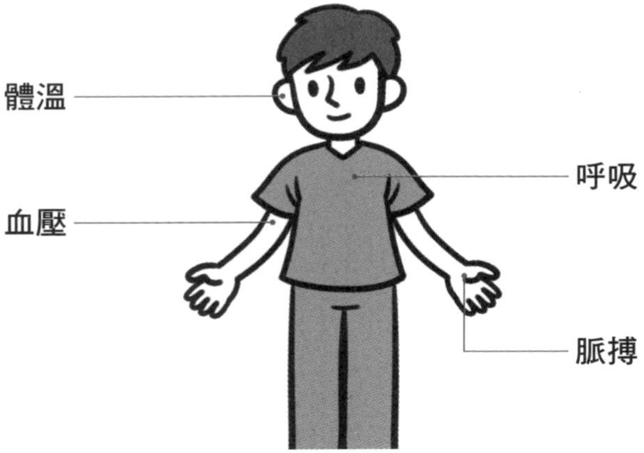

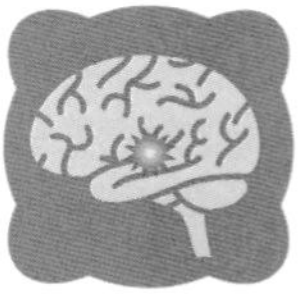

吞嚥障礙的照護要點

照護者應了解患者的吞嚥問題，並且鼓勵患者，陪伴患者一起參與吞嚥治療計畫。

1. 每天應至少量兩次體重，確認患者攝取足夠的營養。
2. 依照治療師的建議準備飲食，患者用餐時應保持標準的九十度坐姿。
3. 患者用餐時應細嚼慢嚥，確定患者已將食物吞嚥才餵食下一口。
4. 發生嗆食時，應教導患者彎曲腰部或是頸部，保持呼吸道暢通；此外，如果食物卡住喉嚨並且壓迫呼吸時，應立即施行哈姆立克法予以施救；要特別注意的是，如果患者已無呼吸，一定要立即送醫急救。
5. 患者用餐完畢應清潔口腔，確認沒有食物殘留在口中，以保持口腔衛生，並且避免說話時吸入食物殘渣。
6. 餐後患者應維持坐姿二十至三十分鐘，避免食物逆流或是打嗝、嗆食等。

哈姆立克法

❶

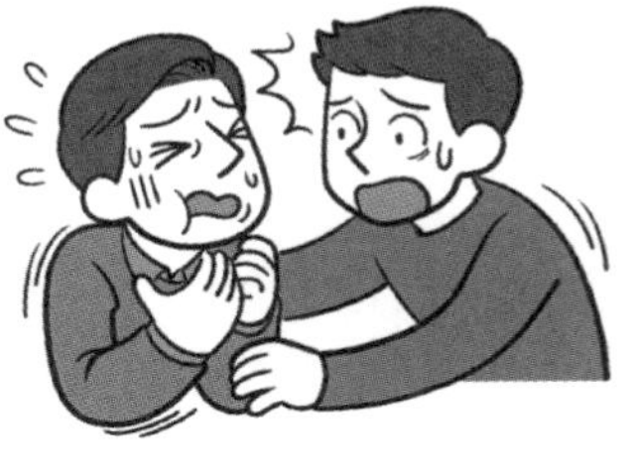

先確認對方是否噎到，不要干擾患者自發性咳嗽，若患者用力呼吸則要趕快急救。

❷

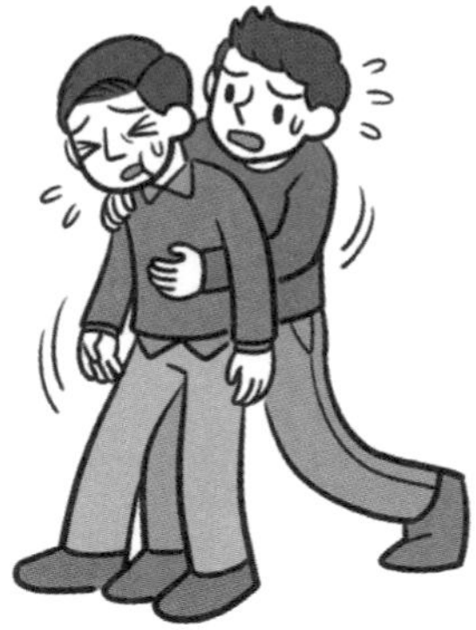

以弓箭步姿站在患者後方，手臂環繞腰部。

❸

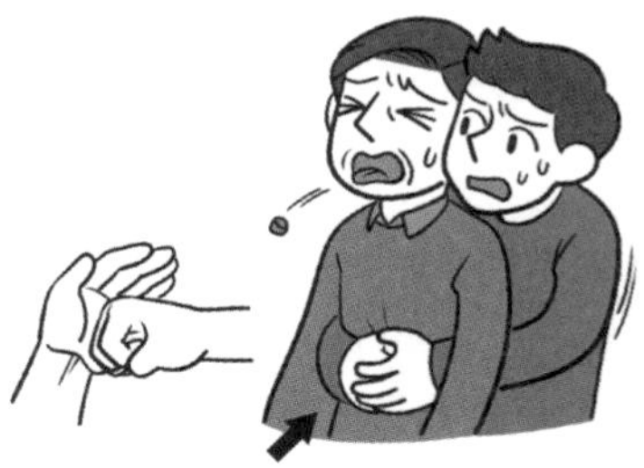

一手握拳，一手包覆拳頭並置於肚臍上緣，雙手向內向上用力推擠，直到異物吐出。

❹

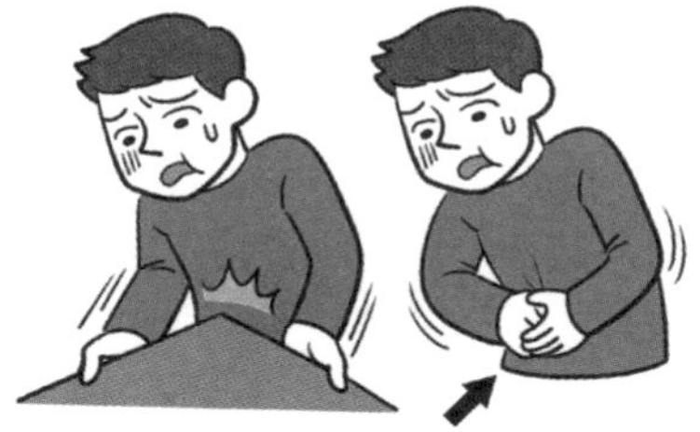

若自己不慎噎到，也可以將拳頭、桌角或椅背置於肚臍上緣，用力擠壓以排除異物。

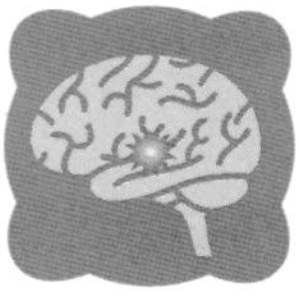

如何協助患者用餐

有些中風患者因為發生吞嚥障礙，或是手部的運動能力受限，會出現食慾不振的現象。

為了使患者比較容易進食，可以嘗試以下步驟：

1. 將食物切成小塊讓中風患者更容易咀嚼。
2. 選擇較軟的食物，例如優酪乳、香蕉、全麥穀物或是湯品。
3. 選擇風味較重的健康食物，例如烤魚、柑橘類水果。此外，也可以在食物中添加天然香料取代鹽的添加。
4. 選擇顏色賞心悅目的食物，例如鮭魚、胡蘿蔔以及深綠色蔬菜。
5. 如果患者有吞嚥上的困難，可以請教醫生更好的進食方式。
6. 設置悠閒的用餐環境，讓患者在用餐時減少干擾。
7. 鼓勵中風患者食用健康的天然食品或是採用少量多餐的方式進食。
8. 避免讓患者獨自一人用餐，照顧者可以和患者一起用餐。

感覺障礙的照護要點

中風患者由於單側肢體感覺麻木，因此對於溫度變化及觸覺、痛覺的感受遲鈍，照顧者應多加留意。

1. 洗澡或是使用熱水時需要特別小心，應該先測試水溫後再使用。
2. 穿長袖衣物保護肢體，下床一定要穿鞋，以免受傷。
3. 避免發生褥瘡；此外，可以經常按摩患側肢體，促進血液循環，緩解麻木感。

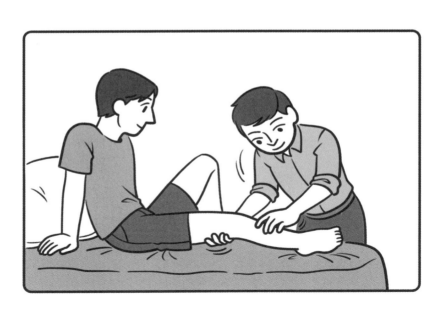

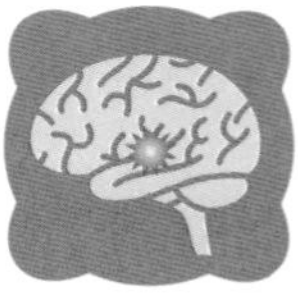

失語症的照護要點

如果中風部位影響到語言區，患者就會出現語言功能障礙，也就是所謂的失語症。其中，失語症又分為表達性失語症、感覺性失語症與全面性失語症。

家屬及照顧者與失語症患者的溝通原則有：

1. 儘量採用簡單、通用的字彙，溝通內容要具體。同時，說話的速度放慢，音節明確。
2. 鼓勵患者使用各種方式溝通，例如比手勢、用寫的。當患者嘗試說話時，要耐心等候患者說完，不要急著猜測患者的意思，回答時也不要用過大的音量說話。
3. 維持環境的安靜，使患者能集中注意力，也多讓患者有一對一的交談機會。
4. 多鼓勵患者溝通，但是不要將患者當成小孩，也不必將焦點放在患者的語言障礙上，以免增加挫折感。

腦壓升高的照護要點

大範圍腦梗塞的患者，可能會在中風後一至七天內出現腦水腫及腦壓升高的問題，而導致中風症狀的惡化，因此中風後二週通常被視為危險期，但是危險期的長短會因為中風範圍及種類而有差異。

減少腦壓的方法：

1. 將床頭抬高三十度，側臥時應維持頸部的平直，避免頸靜脈因脖子或是頸部轉動受到壓迫而影響腦部血液回流。
3. 體溫應維持在37.5℃以下。
4. 如果因翻身或是拍背而需要將床頭搖低，應避免時間過久。
5. 使患者保持平穩的情緒以及充分休息，訪客探視時間最好有所限制。
6. 維持排便暢通，避免因為便祕而過度用力解便。
7. 使用經過醫生評估的腦壓藥物。

大小便失禁的照護要點

中風患者常伴有大小便失禁的症狀，因此也增加了照護者的難度。對於尿失禁的男性患者可以接尿壺或是用陰莖套將尿液引流到貯尿瓶中，使用完之後應立即取下陰莖套使局部乾燥，以免造成尿道口、包皮糜爛發炎。尿失禁的女性患者可以用便盆接尿，並且在每次排尿之後用溫水擦洗會陰部，同時應及時更換尿布。此外，應該注意保持床鋪乾燥，以免造成褥瘡及尿布疹。

大便失禁的患者在飲食上應多攝取高纖食物與充足的水分，限制易導致脹氣的食物。此外可以安排排便訓練，如每日三餐後如廁。而若是長期臥床的患者，一定要經常清理、更換尿墊或床單，並清洗臀部、肛門與會陰部，以免引起皮膚感染。

日常衛生的照護要點

口腔護理

1. 進行口腔護理時，協助患者採取坐姿或是側躺，在患者胸前舖上乾毛巾以防弄髒衣物。
2. 如果患者可以配合刷牙的動作，便可以使用牙刷沾牙膏刷牙；但是如果患者無法配合或是容易嗆到，則應使用口腔棉棒沾漱口水，分別清潔牙齒內外、咬合面、口腔內頰及舌頭至乾淨為止；如果患者無法配合張口，可使用壓舌板或湯匙包上紗布，由口腔側邊放入口中，將患者的上下牙齒撐開。
3. 漱口時用冷開水，無法漱口的患者可改用口腔棉棒沾冷開水，重覆以上清潔的動作。
4. 每日至少進行一次口腔護理，如果患者口腔內痰多或是異味重時，需視情況增加清潔的次數；口腔異味較重時，也可使用茶葉水、檸檬水、苦茶水去除異味。

5. 為了預防嘴唇乾燥，可使用凡士林或是護唇膏潤唇，但是勿使用甘油，以免使嘴唇更乾燥。

洗澡護理

為了保持皮膚清潔以及預防皮膚感染、褥瘡的發生，中風患者應該要常洗澡。此外，洗澡還可以刺激血液循環，幫助身體恢復機能。

對於臥床的中風患者來說，清潔身體的方法主要是擦浴。照顧者可以先用濕毛巾擦，然後再用毛巾沾肥皂水擦一遍，再用濕毛巾擦乾淨，最後用大浴巾擦乾。清潔各部位的順序是先洗臉及上肢，然後是胸部、腹部，接著清潔背部，然後擦洗會陰部，最後再擦洗下肢。

在擦浴的過程中要注意室內溫度應保持在22至24℃左右，並且隨時更換熱水，隨著擦洗的順序邊脫下患者衣物邊洗，洗過的部位要遮蓋住，避免患者在擦洗的過程中著涼。

預防感染

患者住院期間應該避免因為受到感染而使病情加重，預防的方法有：

1. 室內應保持空氣流通，垃圾桶加蓋，保持環境的整潔。
2. 接觸患者前、後應用肥皂洗手；需抽痰或是有呼吸道感染的患者，家屬應配戴口罩。同時，如果家屬感冒或是有咳嗽的症狀，應該多喝水，並且配戴口罩或是回家休息。
3. 床單應該至少每週更換一次，受到汙染時應立即更換。
4. 餵食的餐具應保持乾淨，同時應注意食物的新鮮度，尚未吃完的食物應立刻用蓋子蓋起來。此外，家屬與患者的水杯、餐具也應該分開使用。
5. 每次使用完鼻胃管灌食用器具，應該立即清洗晾乾，並且放在乾淨的器皿內。

預防褥瘡

腦中風患者因為無法移動身體或是感覺較遲鈍，易使皮膚因為長時間受壓而造成組織缺乏營養及氧氣並壞死，形成褥瘡。

1. 臥床時，至少每兩小時翻身及更換臥姿一次，例如輪流仰臥、左右側臥等，並且運用枕頭給予適當的支撐。

2. 保持床單、衣服的平整，移動患者時應採用抬高床單的方式，避免用拖拉的方式移動患者。

3. 保持皮膚清潔，擦澡時應觀察皮膚的完整性。為了避免皮膚過於乾燥，可以塗擦保溼乳液等，同時補充足夠的營養。

4. 避免直接壓迫骨頭突出處，應墊軟墊或是使用氣墊床。

預防泌尿道感染

腦中風患者因為肢體障礙的關係，造成行動不便或是長期臥床，加上如果沒有適度補充水份，導致排尿功能障礙，很容易就會引發尿道細菌感染。此外，如果因為神經受損導致無法自行排尿必須插上導尿管的患者，也比較容易有尿道感染的情況。

1. 每日除了三餐之外，應攝取二千毫升的水分以淡化尿液，水分限制者則除外；此外，應補充富含維他命 C 的食物，例如柑橘類、葡萄柚汁、藍莓汁、蔓越莓汁等，可以酸化尿液，預防細菌滋生。

2. 有尿意時應儘快解尿，千萬不要憋尿。

3. 排便之後使用衛生紙擦拭時，應由前往後擦，以免尿道受到感染。還有，臥床期間每日應至少沖洗一次會陰部。

4. 依照衛教人員教導的方式沖洗導尿管，並且保持衛生，可以預防造成感染。

預防便秘

腦中風因為活動量少，身體器官功能低下，腸胃蠕動減慢，加上如果沒有攝取足夠的纖維質，就會導致排便困難，發生便秘的情形。

1. 患者起床後可以喝一杯三百至五百毫升的水，幫助腸胃蠕動。

2. 食用適量的高纖飲食，例如胚芽米、全麥麵包或是蔬果等。

3. 每天進行適度的運動，尤其是臥床的患者，每日至少要下床進行輪椅活動一至二次。

4. 安排患者在飯後二十分鐘排便，以運用結腸反射幫助排便；此外，要教育患者有便意時不要拖延，一定要馬上去上廁所。

5. 如果有便秘的症狀，可以飲用一些烏梅汁、優酪乳改善症狀；或是在肚臍周圍塗上薄荷油，以順時針方向用手掌慢慢按摩腹部，但是要注意應該在進食後一小時進行；此外，也可以配合軟便藥或是促進腸蠕動的藥物。如果超過三天仍未解便，可使用甘油球浣腸幫助排便。

如何防止中風患者臥床不起

有時候家屬或照顧者可能會過度保護，這也是造成患者臥床不起的最大原因。但是，如果患者長期臥床不起，就可能出現許多併發症，例如褥瘡、吸入性肺炎、皮膚異常、關節變形、攣縮問題等，不但對患者沒有幫助，還會使病情更加嚴重與複雜。由此可知，應該要避免中風患者長期臥床，並且鼓勵患者在家屬及照顧者的指導下做一些能力所及的事情；此外，多體諒患者的心情，使他感到受支持，排除心理障礙，積極進行復健鍛鍊，儘量恢復身體功能，提高生活品質。

如何協助患者更衣

中風患者在更衣時，可以記住一個口訣：先穿患手和腳，先脫健手和腳，更衣的步驟如下：

套頭式衣服穿法

1. 健手先抓住衣領，將衣服放在膝蓋上，衣服標籤朝地。
2. 將患手的袖子捲好。接著用健手將患手伸入袖子內，並且將袖子拉至手肘上。
3. 將健手的袖子穿上。
4. 用健手抓住衣領，然後將衣領穿過頭。再用健手將衣服整理好，完成。

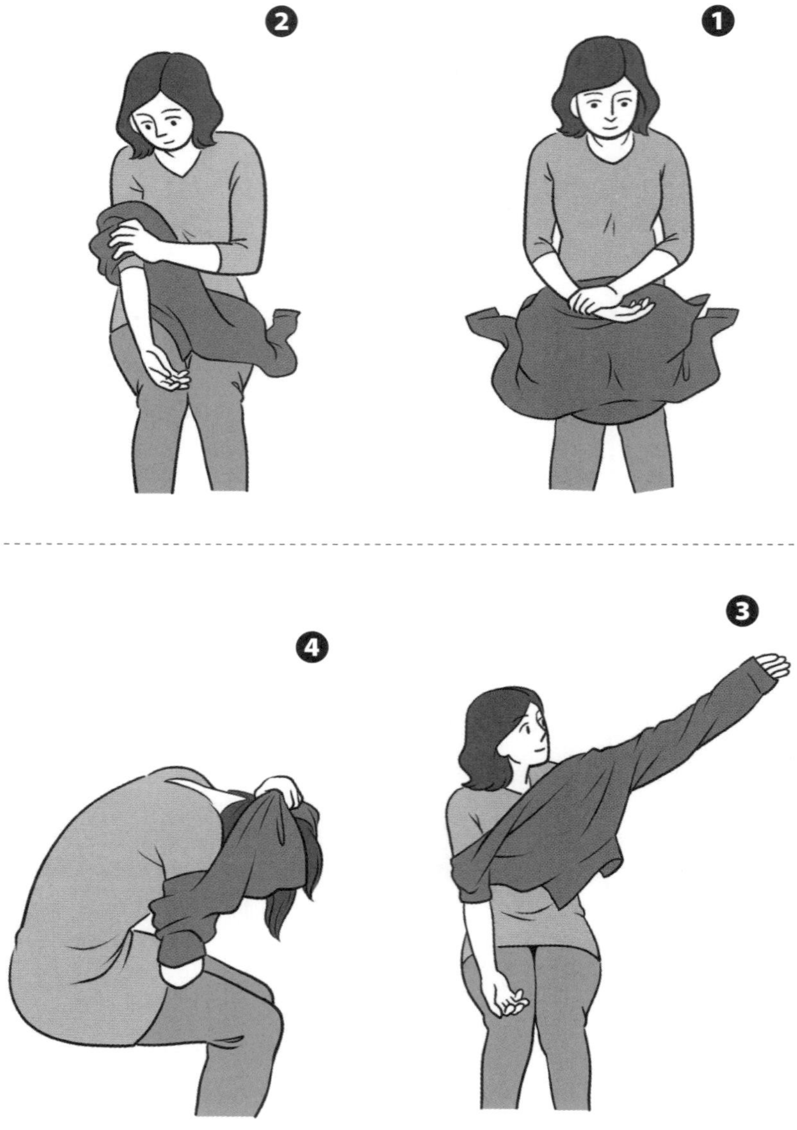

前開扣式衣服的穿法（口訣：先穿患手，先脫健手）

1. 襯衣及袖口要寬大，先將患手伸入衣袖。
2. 用健手儘量拉高衣服過肩，將健手伸進衣袖。
3. 以健手將衣服拉好，再扣衣扣，完成。

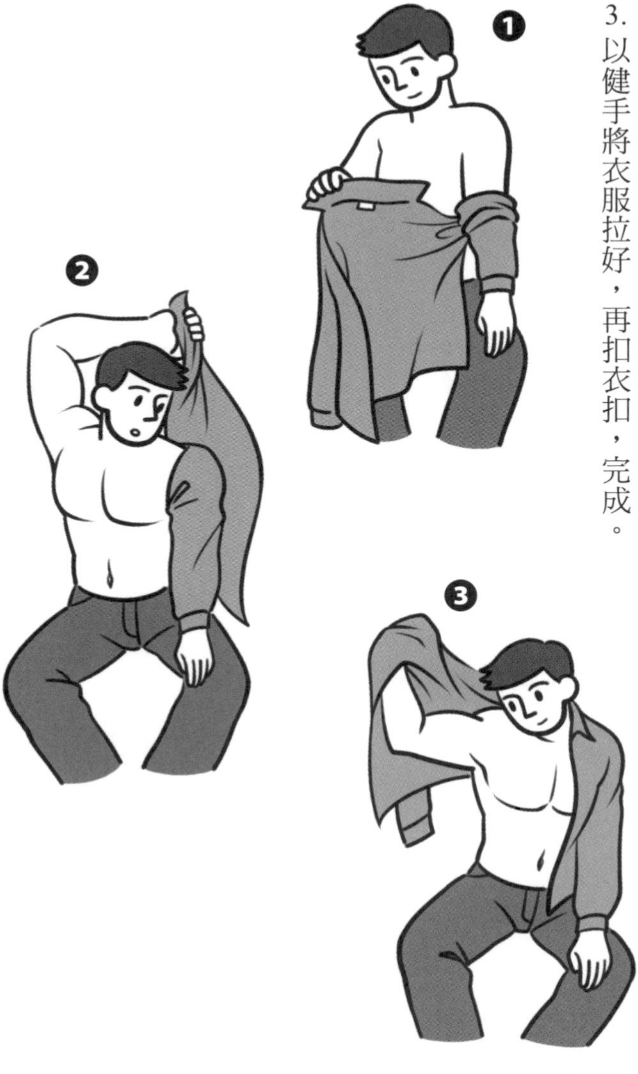

穿脫褲子

1. 坐在穩固的椅子上或是鎖好的輪椅上。
2. 將患腳跨在健腳上。
3. 用健手捲好褲管套上患腳，但是不要拉起到膝蓋的位置。
4. 放下患腳。
5. 健腳穿進褲管，盡可能拉至髖部。
6. 確認安全的情形之下，站著拉起褲子並穿好。如果無法站立，可以在床上，以抬起臀部的方式將褲子穿好。

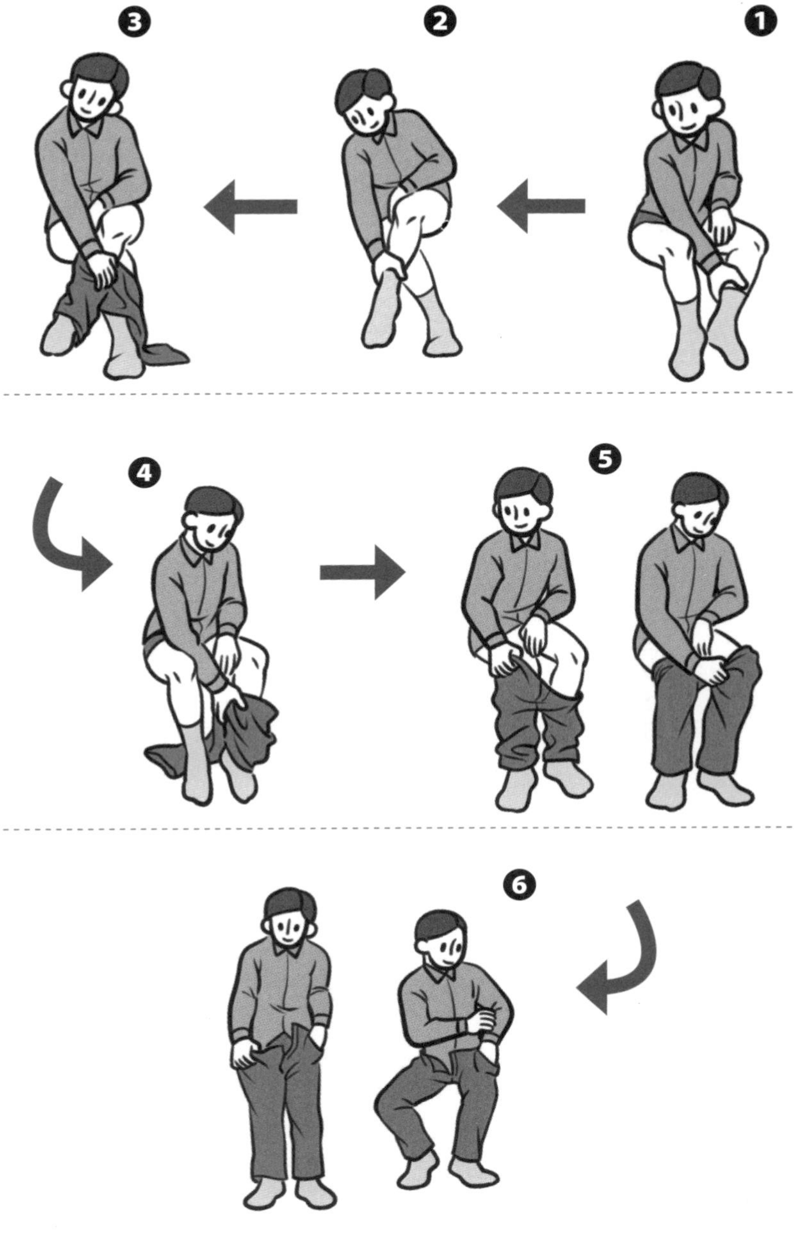
❸
❷
❶
❹
❺
❻

肢體無力與癱瘓的照護要點

中風患者由於腦部組織受傷，會發生不同程度的肢體障礙，更嚴重的還會失去意識而完全無法動彈。

而因中風引起的癱瘓，大多數是偏癱或是單側肢癱，如果發作兩次以上，則通常會造成肢體癱瘓。同時，患者常伴有語言障礙，同時也常會出現嗆咳的情形，智力方面也會有某種程度的下降。因此，對於肢體無力或癱瘓患者的護理，應做好以下幾點：

1. 做好心理護理

重視患者的心理建設。由於癱瘓讓患者意志沉重，家屬應鼓勵患者抱持樂觀的態度，建立戰勝疾病的信心。同時，家屬應鼓勵患者與醫護人員及家庭成員配合，積極進行癱瘓肢體功能鍛鍊，防止關節畸形和肌肉萎縮的發生。

2. 保持肢體功能

鼓勵患者積極復健，如患側肢體的手指關節應該伸展、屈曲，可以在患者手中放一塊海綿團，讓他輕輕握住；肘關節應保持微屈，上肢肩關節稍外展，避免關節內收。為了防止足下垂，應使踝關節稍背屈；防止下肢外旋，可以在外測部放置支撐物。

3. 加強癱瘓肢體的活動

被動運動、坐起、站立、步行鍛鍊等，還可以加上按摩，防止肢體攣縮、畸形。

4. 預防併發症

因為肢體癱瘓及感覺障礙，臥床患者的局部血管長時間受到壓迫，容易發生褥瘡。因此應注意定時變換體位，每二小時翻身一次。注意營養均衡，避免便秘。有尿瀦留或尿失禁的患者，應放置導尿管，嚴格執行無菌操作，預防泌尿系統感染。

5. 提升自理能力

當患者的癱瘓好轉時，應積極主動地鍛鍊日常生活技能；同時，醫護人員及家屬要給予正確的指導和協助，鼓勵患者完成能力所及的事情，例如脫穿衣服、洗臉、吃飯等，以便能及早回復生活自理能力，提升生活品質。

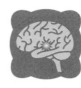

中風患者的姿勢擺位

正確的姿勢擺位的好處包含促進對稱感覺之輸入、為復原打下良好的基礎以及避免併發症的發生。相反地，錯誤的姿勢擺位會引發併發症，包括褥瘡、關節變形。

中風患者臥床時要注意肩胛骨不可後縮，並且將患側手置於可看到的視野內，患側上肢伸直外展、下肢微彎，同時頭部也要有適當的支撐。

還有，為了預防張力增加，患者可以將肢體擺放在與痙攣姿勢相反的擺位；另外，為了預防關節變形，除了必須將關節擺放在適當的姿勢上，同時也要配合關節牽拉運動。此外，為了預防褥瘡，建議應該至少每兩小時翻身一次。

仰躺與側躺的方法

1. 仰躺

頭部使用枕頭墊高，將頭擺正或稍微偏向患側。同時，利用枕頭撐住整個患側上肢，並且墊住患側肩膀，使肩胛骨前突，手臂伸直，避免張力增加。另外，擺放一個枕頭墊高臀部，這樣可以避免下肢外轉的情形。要特別注意腳底不要碰到任何東西，避免張力增加。

2. 側躺在患側邊

頭部墊一個枕頭；背部也墊一個枕頭，患側的肩膀及手臂儘量往前伸直，手掌朝上；患側的大腿向後伸，膝蓋微彎；健側的腳向前伸，膝蓋彎曲，放在枕頭上；注意腳底不要碰到任何東西避免張力增加。

3. 側躺在健側邊

頭部與背後各墊一個枕頭，頭稍微前傾；患側的肩膀、手臂儘量往前伸直，利用枕頭撐

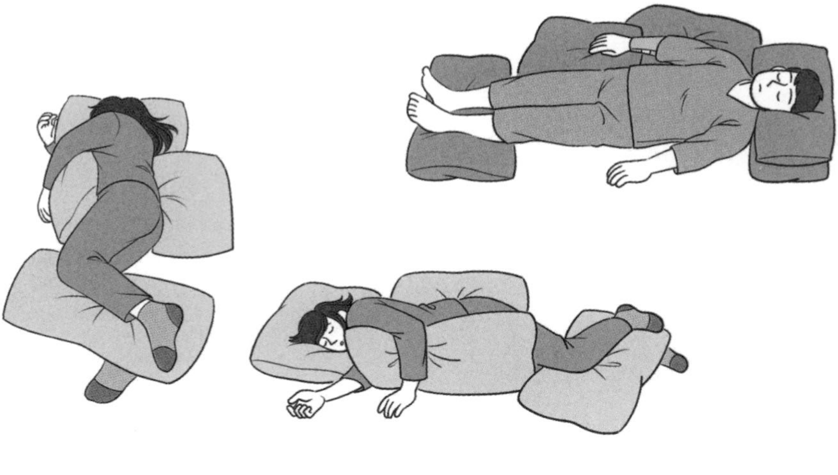

住整個患側上肢；患側臀部往前傾，大腿前伸，膝蓋微彎；同時注意腳底不要碰到任何東西，避免張力增加。這種健側在下的側躺姿勢通常會令患者感到比較舒服，也較不會傷害到患側關節，但是為了避免褥瘡，並且同時平均增加兩側的感覺刺激，需要輪流左右側躺以及仰躺。

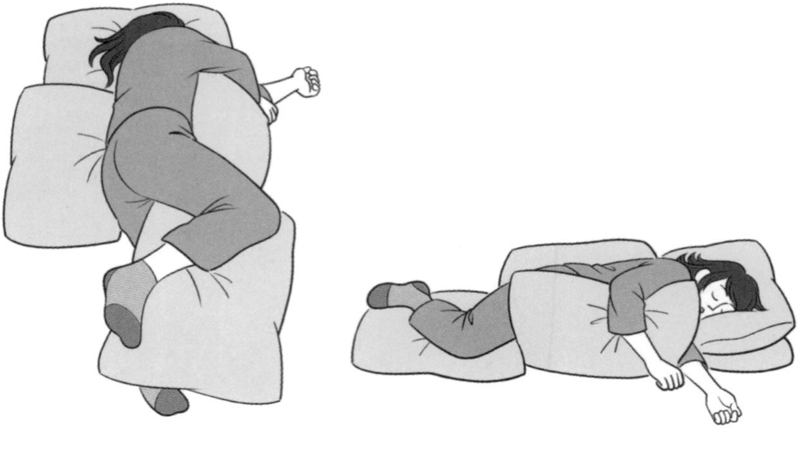

坐位

當患者病情穩定之後，在坐起前應該先做一些適應性訓練，也就是先被動性地逐漸抬高頭部和上身，以防一下子坐起來後發生體位性低血壓。

當患者坐在床緣或是輪椅上時，如果沒有特別提醒，患者經常會呈現歪斜的姿勢。

正確的姿勢應該是頭部要擺正，身體儘量伸展坐直，重要的是讓體重平均落在臀部兩側；髖關節、膝關節和踝關節都保持彎曲九十度，膝蓋不要向外轉，也應避免足部下垂的狀況。在患者尚未能夠保持坐位平衡之前，不能撤掉靠背，同時在患者身體兩側也可以放枕頭以防患者歪倒，此外，健手應抓住壞手，並在下方墊枕頭支撐。

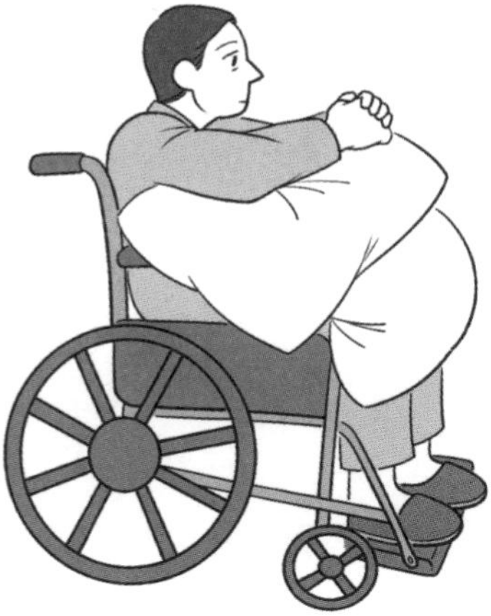

翻身的方法

1. 照顧者協助翻身

腦中風患者要翻身向健側比較困難，翻身到患側比較容易。

當患者要翻身向健側時，照顧者必須先協助患者往患側平移，以便預留翻身後足夠的空間。

接下來，照顧者先站在患者健側的床邊，將患者雙側下肢彎曲、上肢置於胸前，接著一隻手放在患者髖部後方，另一手放在患者肩胛骨後方，將患者翻向健側。

協助患者翻身時要特別注意，千萬不可以拉扯上臂，也不能將患者肢體抬高後任由其掉落，以免造成肩關節半脫臼或是肢體傷害，導致病情加重。

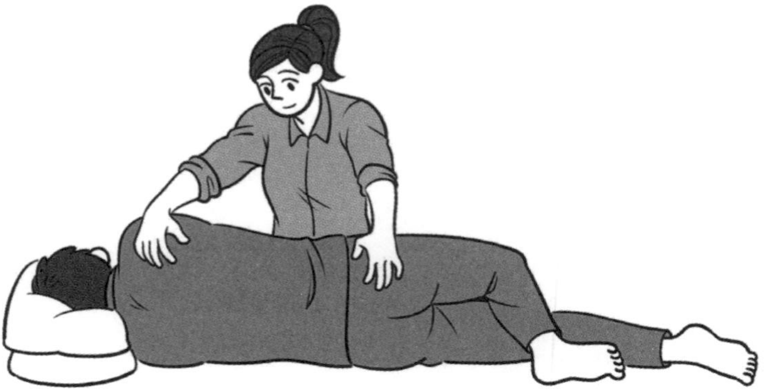

此外，照顧者扮演的是協助的角色，應該要儘量鼓勵患者自己做各種動作，以便促進患側肢體的恢復。

2. 患者自行翻身

1. 病人以健腿勾再患腳下，用健手抓住患手。
2. 健側手腳用力將患側肢體拉住往健側，腰部也同時用力旋轉，翻向健側動作即可完成。

❶

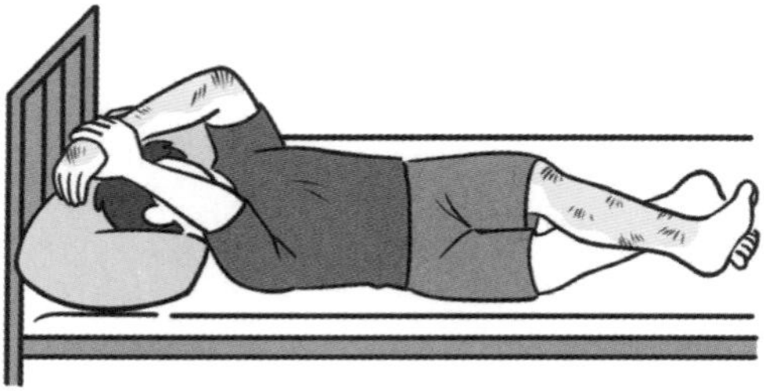

❷

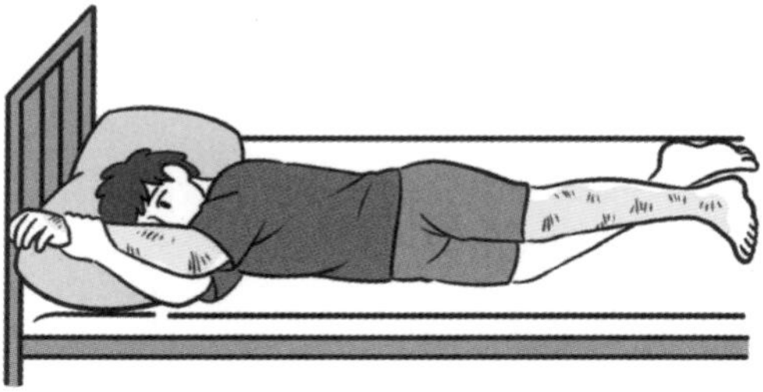

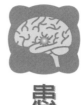

患者如何自行轉位

自行起臥

1. 先翻身向健側。
2. 以健側的腳將患腳移到床沿下。
3. 以健手慢慢撐起上半身。
4. 如果患者的力量不足，家屬或照顧者可以幫助患者撐起上半身，直到患者可以坐起。

❶

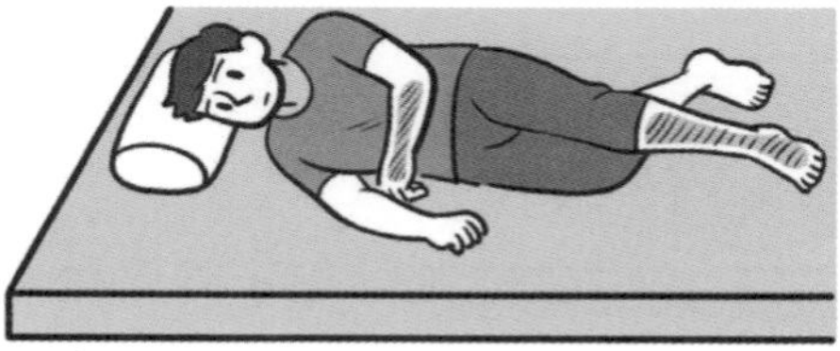

❷

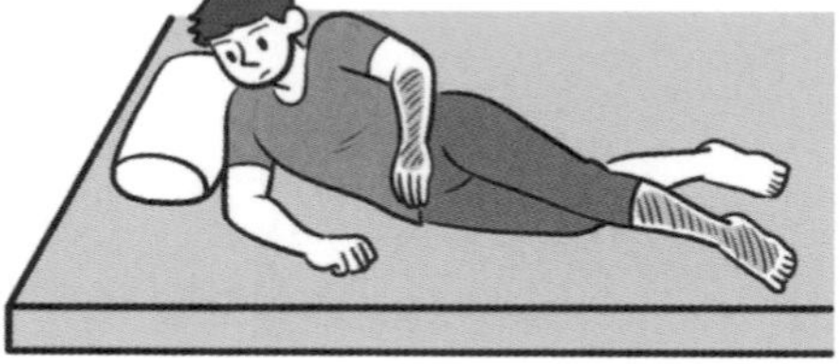

❸

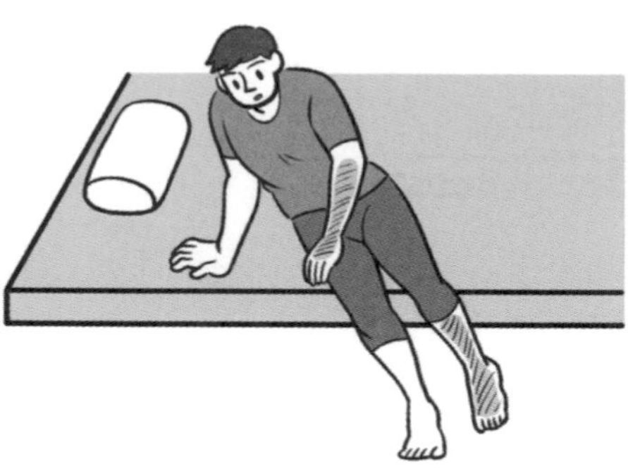

床與輪椅間的移位

輪椅至床

1. 輪椅擺在患者健側，並與床呈45度角。
2. 慢慢站起，以健手抓住輪椅遠側的扶手。
3. 將身體迴轉約60度。
4. 輕輕坐下。

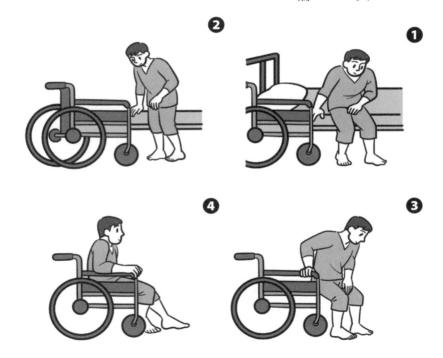

❶

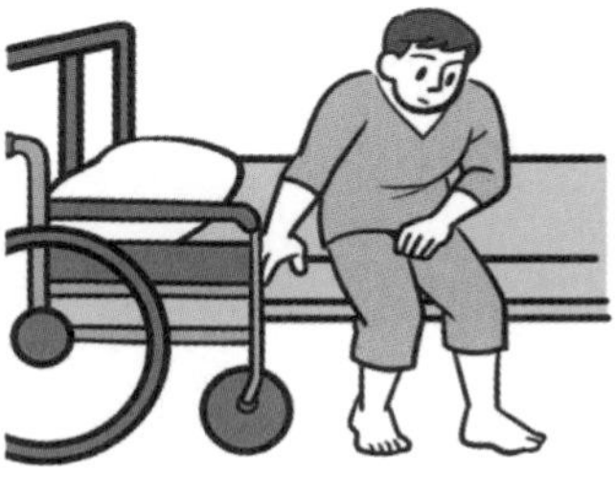

❷

❸

❹

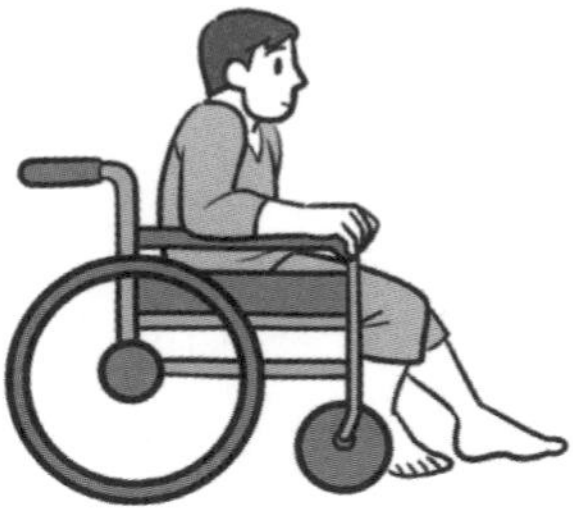

輪椅與座椅間的轉位

1. 輪椅面向椅子且盡可能的靠近椅子，使輪椅的踏板靠近椅子的前腳。
2. 鎖上煞車。
3. 身體向前滑動至輪椅邊緣，一手放在輪椅把手上，另一手放在坐椅的椅座上。
4. 用手及手臂的力量作定點移動，將身體舉起移向座椅。
5. 同樣地以相反的步驟回到輪椅。
6. 一樣的步驟，適用於各種轉位，如移向馬桶等。

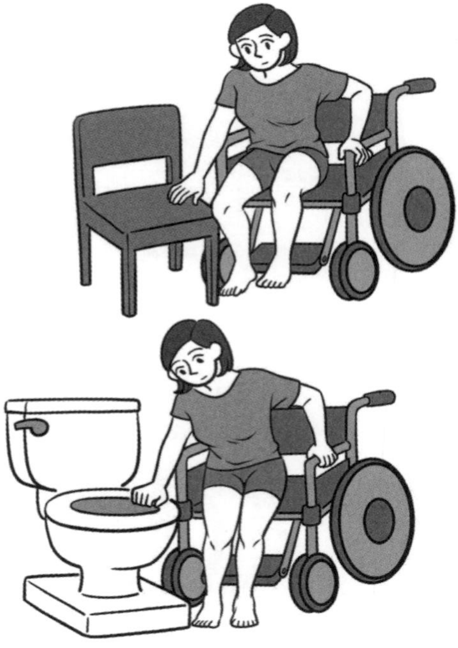

中風患者如何選用輔助工具

由於生理上的障礙而被迫降低生活品質，想必同時會影響到心理的健康。因此，在復健鍛練的過程中，可以加入輔具的使用，協助中風患者改善生活品質，增加復健的效果。目前常見使用輔具介入的復健鍛鍊包括：

1. 痙攣控制

痙攣是中風患者常見的問題，控制痙攣主要以運動治療為主，靜態擺位副木為輔。患者每天必須進

輔助工具

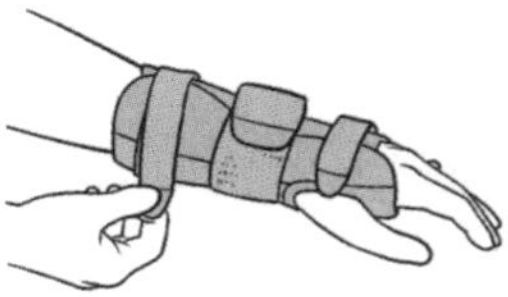
副木

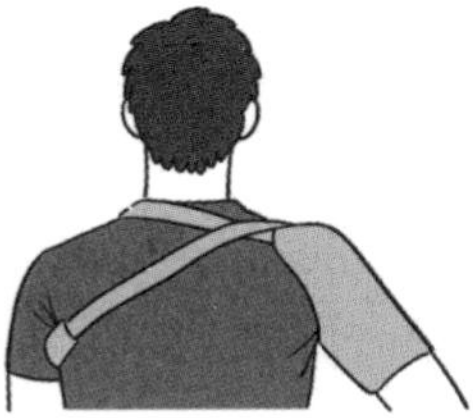
肩關節懸吊帶

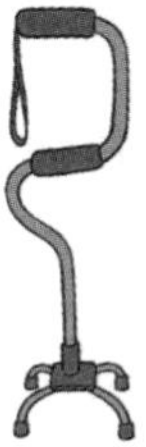
弓形四腳拐

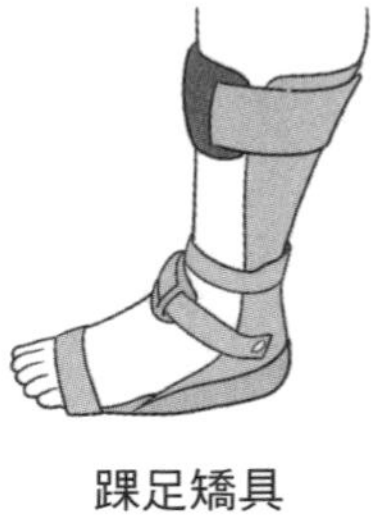
踝足矯具

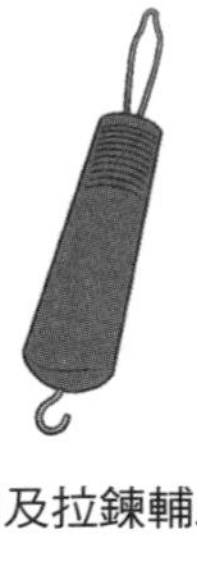
鈕扣及拉鍊輔助器

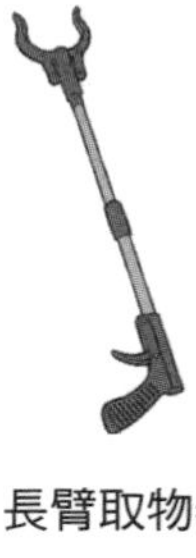
長臂取物器

行全身的牽拉運動，其他時間則使用手與腳踝的副木來降低張力和預防攣縮。

2. 減少肩膀疼痛

肩膀疼痛經常是中風患者早期就會出現的併發症，後來甚至會演變為慢性疼痛，大大降低中風患者的生活品質。在減緩疼痛的輔具方面有肩關節懸吊帶，可以減低疼痛程度，同時預防肩膀關節半脫位，還可以改善坐姿平衡以及增進上肢載重的能力。

3. 代步功能

行動障礙的中風患者經常會使用輪椅來代步，四肢障礙較嚴重的患者由家屬或是照顧者推行，偏癱或是障礙較輕的患者則可以自行以單手單腳操作並且移動。此外，輪椅也常用來進行重心轉移訓練或是轉位訓練。

4. 心肺耐力

中風患者也會因為長期臥床、活動少而使心肺耐力下降。可利用行走、動力輔助腳踏車、跑步機、踏步機等輔具來訓練。

5.行走訓練

步行是中風患者最重要的復健鍛鍊之一，通常會依照患者的負重能力與平衡力來選擇輔具，能力較差的患者可以選擇單手助行器、寬底或窄底四腳拐，能力較好的患者則可以選擇手杖等。除此之外，目前也有新式弓形四腳拐、手杖傘等新型步行輔具都相當實用。同時，也可以在行走訓練時穿上踝足矯具或是使用懸吊式學步機來矯正步態。

6.促進日常生活機能

除了復健鍛鍊時需要使用到輔具之外，中風患者在日常生活中也可以使用各類輔具來增進機能，藉此提高生活品質，同時使得復健訓練進行得更加順利。

這些輔具包括筷子輔助器、長柄沖涼刷、雙頭毛巾、長柄鞋抽、鈕扣及拉鍊輔助器、固定指甲鉗、加大手柄食具、高邊防滑碗、長臂取物器以及單手開瓶器等。這些輔具除了提升中風患者的生活品質之外，還可以增加患者得自主性，恢復自信心。

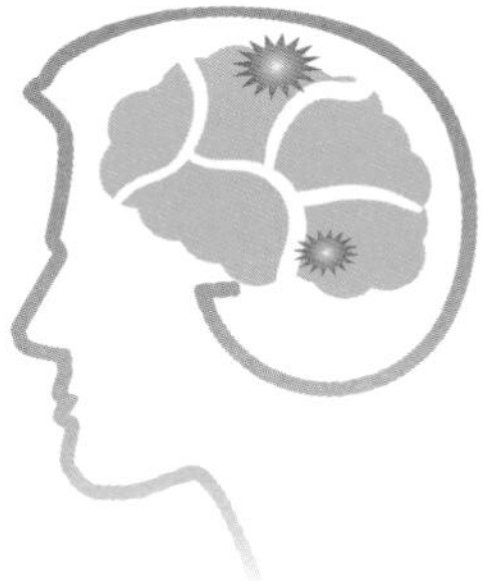

PART 5

中風患者的復健訓練

復健治療的好處

有些中風患者因為沒有接受完整的復健訓練，所以造成預後不佳，實在很可惜。因為根據統計，接受復健訓練的患者在長期追蹤下，患者及家人的生活品質都會有所提升，而且經由復健訓練可以使患者發生障礙的功能在較短的時間內獲得改善，效果還可以持續多年。

此外，復健訓練還可以幫助大部分的中風患者自理生活，尤其是行走、進餐及大小便等，大約有30％的患者復健過後還可以工作，重新過著接近正常的家庭與社會生活。

至於何時開始進行復健，一般來說，預防性的急性期復健，在中風後就應該立即開始，只要患者的病情穩定，意識清楚，而且沒有嚴重的併發症，就應該及早進行復健。舉例來說，腦阻塞患者最早可以在發病後三天開始復健；腦出血患者則在發病後五至七天開始；而蜘蛛膜下腔出血的患者，則必須在發病三至四週之後或是在頭痛及腦膜刺激症狀消失之後才能開始進行復健訓練。

中風復健的原則與步驟

為了盡力幫助患者恢復最接近正常的生活，復健的最高原則有以下幾點：

1. 預防各種併發症的發生，尤其是褥瘡、關節攣縮、次發性肺炎及尿路感染。
2. 治療各種併發症。
3. 訓練患者能夠獨立行走。
4. 恢復患者自理生活的能力。
5. 使患者能夠恢復語言溝通的能力。
6. 心理復健。
7. 妥善的社會安置。

至於腦中風復健訓練可以分為三個階段，包括急性期、恢復期以及維持期，與其它的醫療照顧有相輔相成的功效，直到患者恢復到最佳的程度。

復健的三個階段，主要的訓練目的如下：

1. 急性期的復健

從中風發病開始到患者的意識恢復清醒、病情穩定為止，最短大約要經過三至五天，有些患者也可能會延長到幾週或是幾個月。在急性期階段的復健訓練主要以照顧為主，訓練只是輔助的角色。這個階段需要定時幫患者翻身、活動四肢，以免患者皮膚產生褥瘡，或是引起吸入性肺炎、肌肉過度萎縮、關節攣縮等併發症。

2. 恢復期的復健

經過急性期，患者的意識清醒、病況較穩定之後，如果沒有嚴重的內科併發症，就可以視患者的狀況，進行積極的復健治療。

首先，應該要訓練患者規律的作息時間。接下來，患者應該要在床上練習翻身、坐起來，然後由坐姿到平衡站立、行走，逐漸恢復獨立，必要時可以加上輔具，例如拐杖、助行器等。要特別注意的是，許多家屬可能會認為患者生病應該要多臥床休息，不必急著進行復健訓練，其實這是錯誤的觀念。患者年紀愈大，就應該要更加積極復健，否則如果躺太久才做復健，恢復行走能力的機率就會降低。根據統計，80%以上中風之後存活較久的患者，都是經過復健訓練，並且恢復行走能力的。

恢復期的復健訓練主要針對以下兩個部分：

訓練病人上肢及手部的能力

儘量讓患者能夠自行運用四肢，恢復接近正常的生活，家屬不要因為覺得同情患者就幫患者做許多事，反而讓患者沒有機會復健、學習。反之，家屬應該要積極配合治療師一起訓練患者。通常，如果患者願意學習，大約一個多月就可以完成訓練，照顧自己的基本生活起居，例如洗澡、如廁、更換衣物等。

重建患者語言溝通的能力

如果患者出現語言障礙，不論是說話不清楚、聽不懂別人表達的意思或是無法表達，只要患者的精神狀況可以持續坐在椅子上至少二十分鐘，就可以積極進行語言復健訓練。一般而言，如果只是說話不清楚的患者，通常都可以恢復溝通能力，如果是聽不懂或是無法表達的失語症患者，在進行語言復健訓練之後，約有四分之三的患者可以得到改善，但是恢復時間會比較慢，而且恢復的效果不一定令人滿意。但是患者及家屬應該要體認的一點是，只要有進步，仍然可以加上其他的輔助，例如手勢表情、身體動作等，與其他人進行某種程度的溝通。

3. 維持期復健

積極度過恢復期復健之後，如果沒有出現其他併發症，患者可以在二至三個月之內恢復自理的功能以及行走的功能，如果這時候停止訓練或是復健，則有可能會退步。所以，經過恢復期之後的患者應該在復健師的醫療指導之下，透過家屬的輔助，繼續進行復健訓練，使自己的身體保持在最佳狀態。此外，患者也應該儘量回到自己原有的社交圈，不要因為對自己的身體失去信心藉故逃避。

三階段復健要旨

急性期	照護為主，復健為輔
恢復期	積極復健，提升自理能力
維持期	保持最佳狀態，重返社會

復健訓練時應注意什麼

由於中風屬於腦部的病變，會隨著病情不同而產生不同程度的後遺症，除了透過積極復健，還必須要配合身體、心理及居家環境照護，才能達到最大的恢復程度。在復健訓練的過程中，應該要注意以下幾點：

1.了解實際情況，降低挫折感

由於病情的程度不同，有些患者可能無法完全恢復成原本的狀態，因此不要設定過高或是過快的目標，以免帶給自己及家人壓力和挫折感，無法完全恢復的功能，可以考慮使用輔助器具或是透過環境改造來替代。

一般來說，當腦部組織受到創傷，大約需要三個月的時間恢復，至於功能障礙的恢復則需要六至十二個月。如果超過十二個月，就會建議以保守性、維持性的治療，配合輔具的應用來達到目的。

2.急性期，避免併發症

急性臥床期時家屬應定時為患者翻身避免褥瘡，移動患者的身體時要注意勿拉傷軟癱的手腳、活動關節，尤其是腳踝的部分，以免造成僵硬攣縮。

3.恢復期早期，避免躁進

當患者剛進入恢復期時，家屬應注意隨時詢問有無不適感，活動量及速度不宜勉強，以免發生姿態性低血壓、眩暈，甚至於再次中風的危險；如果發現喉中有痰，要儘量排除以免梗住喉嚨；患者坐在椅子或是輪椅上時，應該要托住癱瘓側的上肢，以免造成肩關節脫臼。

3恢復期晚期，細心注意周圍環境、患者狀態

當患者進入較穩定的恢復期晚期時，進行復健運動要特別注意避免因為疲勞、低血壓或暈眩導致跌倒；進行行走復健訓練時應維持正確的姿勢，注意地面是否平整，避免利用膝蓋過度伸直來代償肌肉痙攣的現象，以免造成膝蓋關節損傷；家中樓梯、浴室安裝扶手，避免濕滑，注意視覺死角。此外，飲食方面應該要配合吞嚥能力。同

時，要經常檢查感覺異常的患側，以免不知道受傷或破皮而造成感染。還有，多製造一些活動的機會讓患者的患側有機會運動；對於語言障礙的患者，除了積極接受語言復健之外，家屬也可以花些心思設計溝通工具，例如圖片、常用文字、電腦發音板等。

4.長期安置

當有家人發生中風時，家屬就必須開始安排長期的安置規劃，並且針對家中環境進行改造，同時也要協助患者積極參與復健訓練。同時，對於患者的家庭在人力或是經濟方面也會造成衝擊，最好能及早準備。如果家屬沒有能力做出適當的計畫或是需要更多的資訊，可以尋求社工部門以及病友會組織的協助，減少無謂的心力耗損。

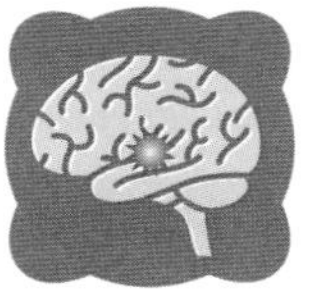

開始復健──被動運動

急性期腦中風的患者會出現癱軟無力的現象，雖然這個時期通常是短暫的，但是如果患者癱軟無力的時間過久，預後就會比較差。接著會進入痙攣期，患者肌肉張力開始出現，尤其是在肘屈曲與膝伸直時會發生痙攣現象，而且痙攣的程度會隨著動作速度增加而提高，隨之而來的動作障礙會讓患者更加難以做出單一關節的動作。

因此，為了維持患者正常的關節活動度，在中風初期必須馬上施予身體各個部位定期的活動，使各部位都能伸展至最大範圍。在進行被動運動時，應注意必須將患者擺放在舒適、有良好支撐的平面上；同時，以溫和、緩慢、持續性的方式施予被動運動，每天至少三次，每個動作重複十次，以維持關節活動度。以下是可以由照顧者對患者施予的被動運動：

肩關節屈曲與伸直

照顧者將一隻手握住患者肘部下方手臂；另一隻手則握住其手腕及手掌處。舉起患者手臂做到可動之範圍再返回，重覆十次。

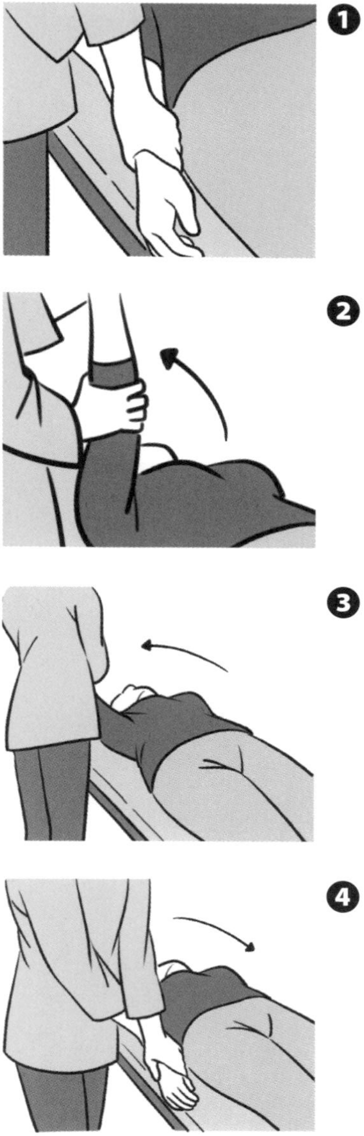

肩關節外展及內收

照顧者將手放在肩關節屈曲時的位置。輕緩地將手臂向身體外側展開，肘關節可屈曲，重覆十次。

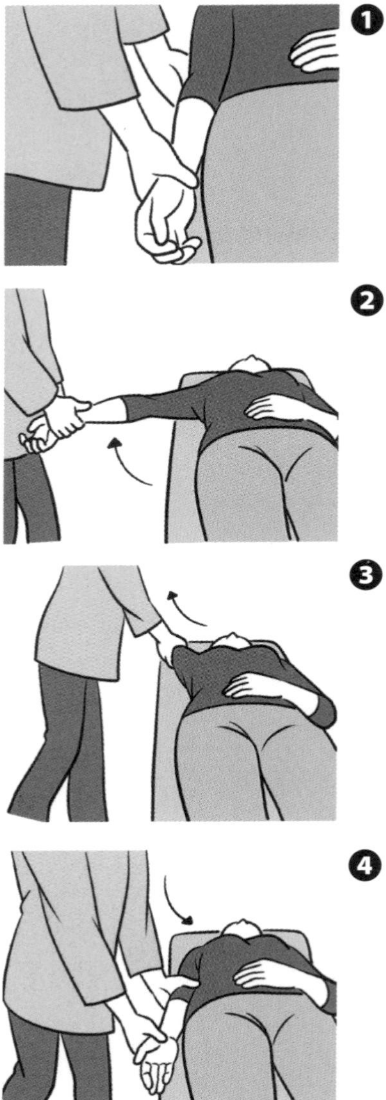

肩關節內轉及外轉

照顧者一隻手固定患者手腕，另一隻手固定患者手肘，然後分別向兩側移動前臂使上手臂旋轉。重覆十次。

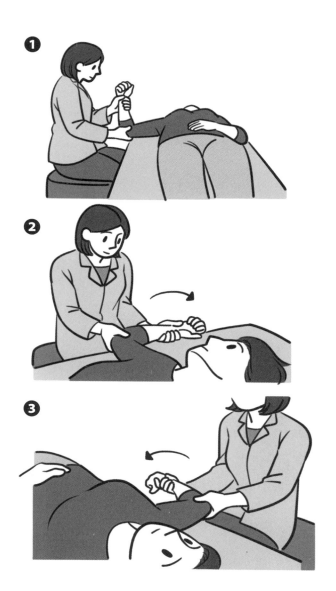

❶

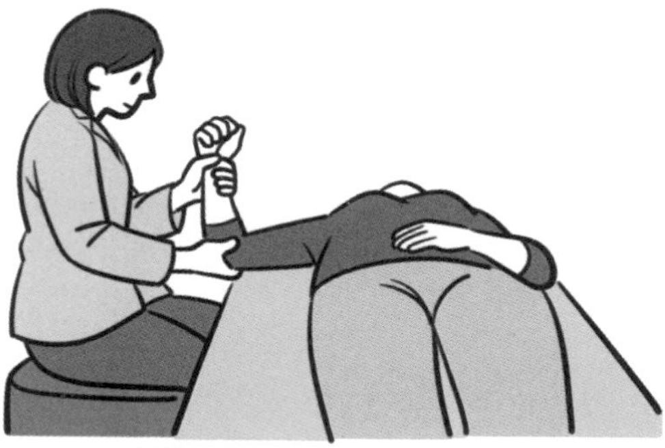

❷

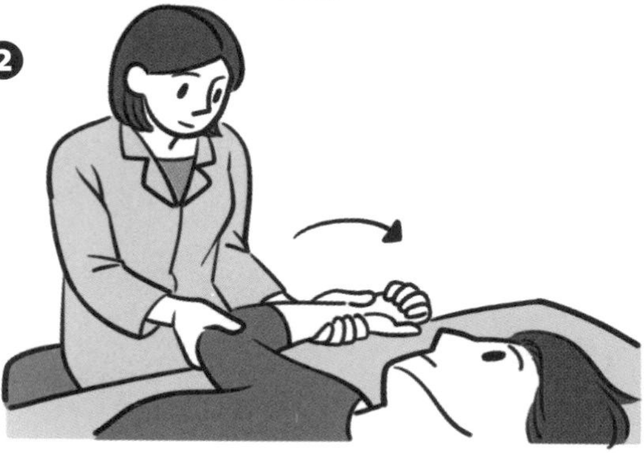

❸

肩關節水平外展及內收

照顧者將手放置在肩關節屈曲時的的位置，將患者手臂向外水平外展之後，再內收橫過患者胸前，再外展，重複此動作十次。

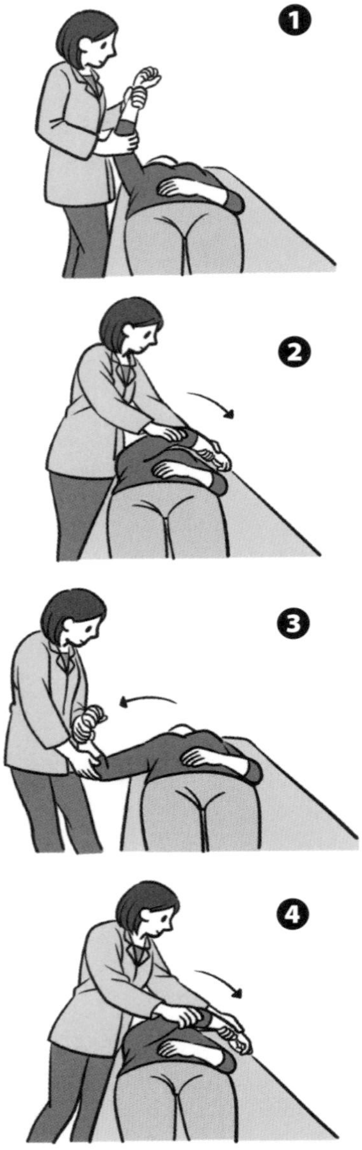

肘關節屈曲與伸直

照顧者將手放置在肩關節屈曲時的位置，但是活動的是肘關節。重複十次。

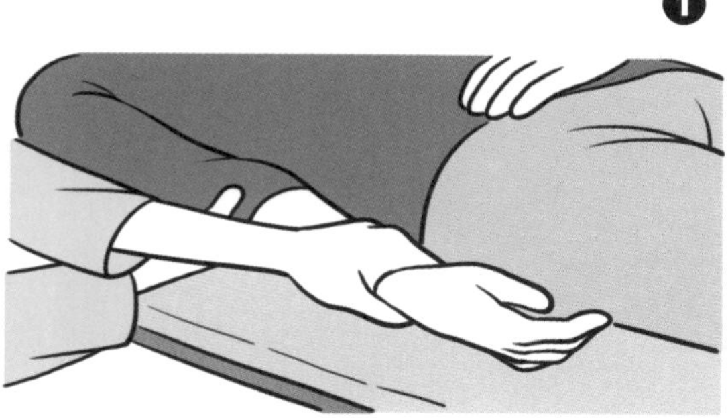

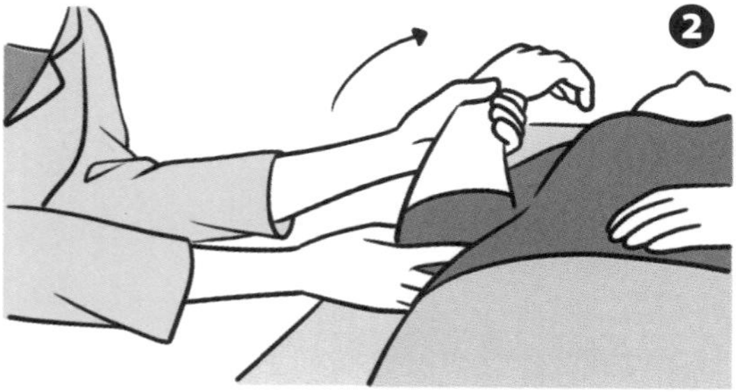

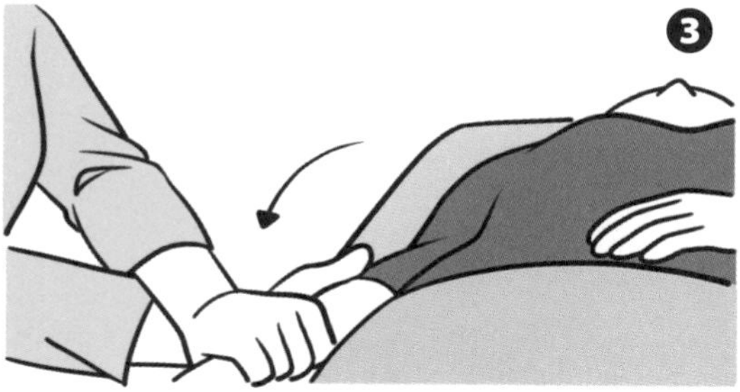

前臂旋前及旋後

照顧者一隻手固定住患者手肘，另一隻手握住患者的手腕，以食指支撐患者手掌，拇指及其他手指握住手腕，以前臂為軸心，左右旋轉。重複十次。

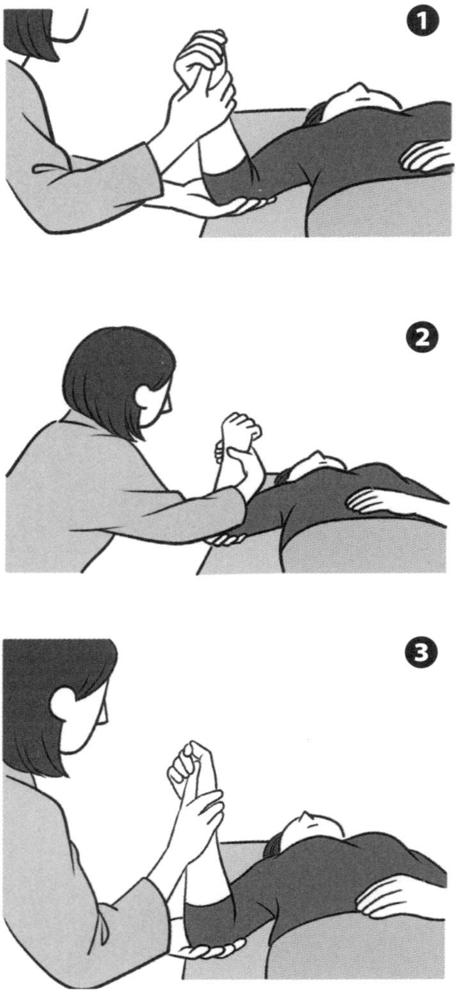

腕關節活動

照顧者一隻手握在患者腕關節上活動手腕，另一隻手則用於固定前臂。前後左右活動患者的手腕，重複十次。

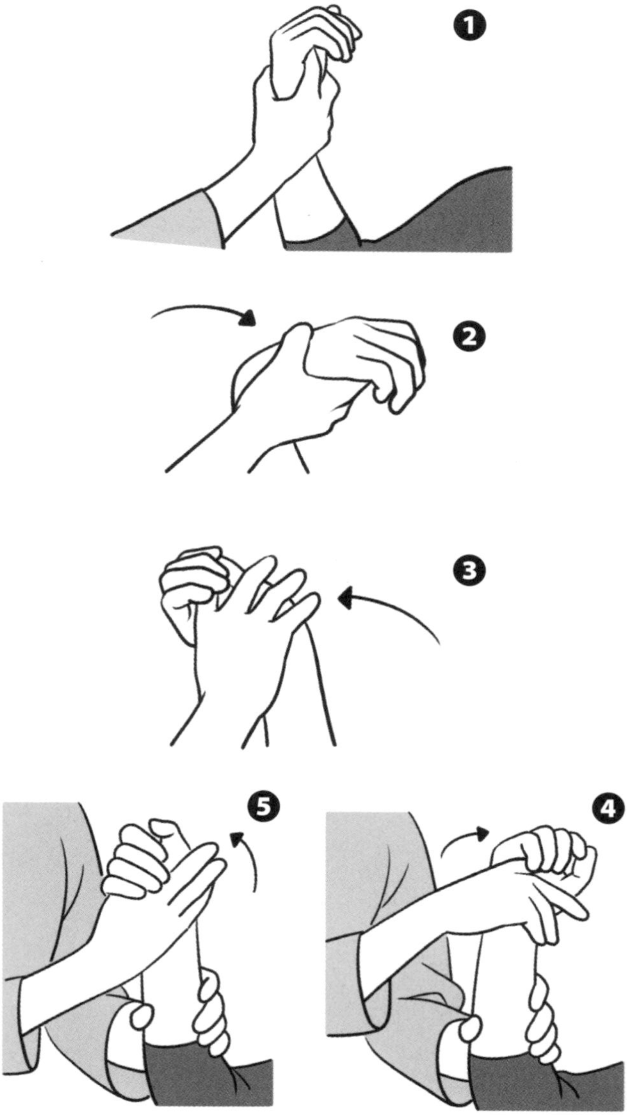

大拇指及手指關節活動

照顧者一手握住患者手腕，一手托住手指，先活動五指後再分別活動大拇指及四指，重複十次。

❶

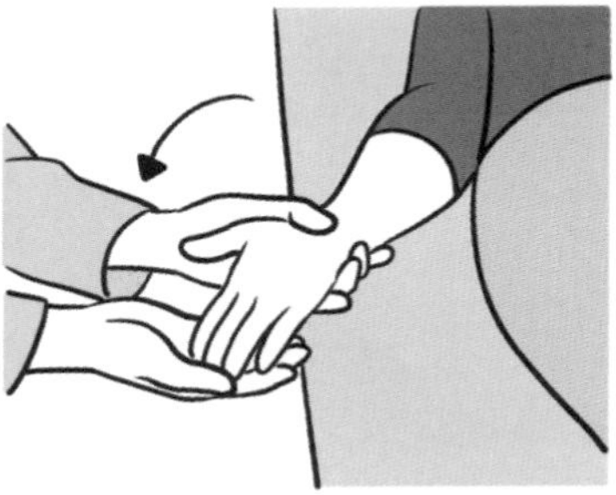

❷

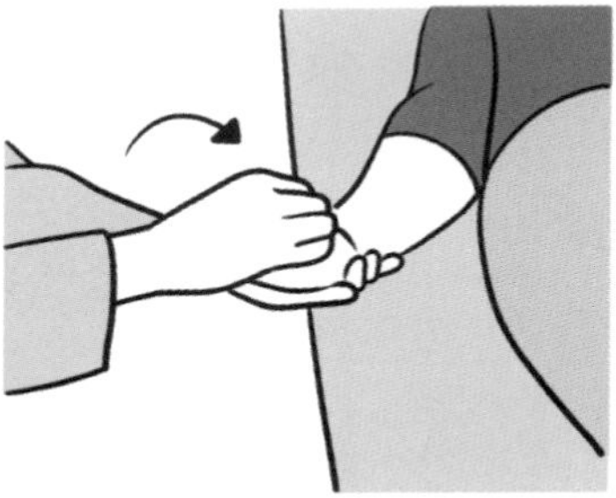

❸

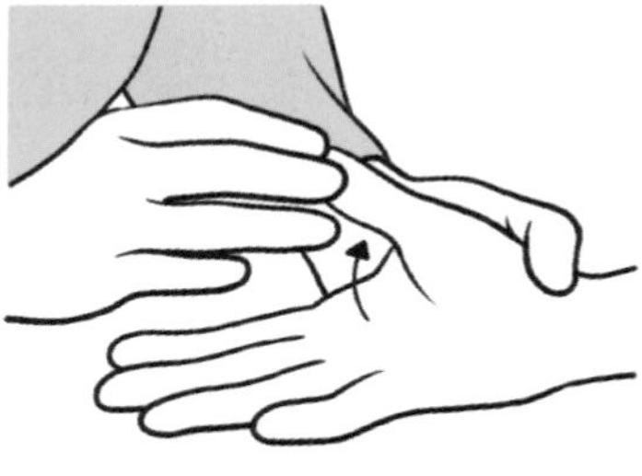

❹

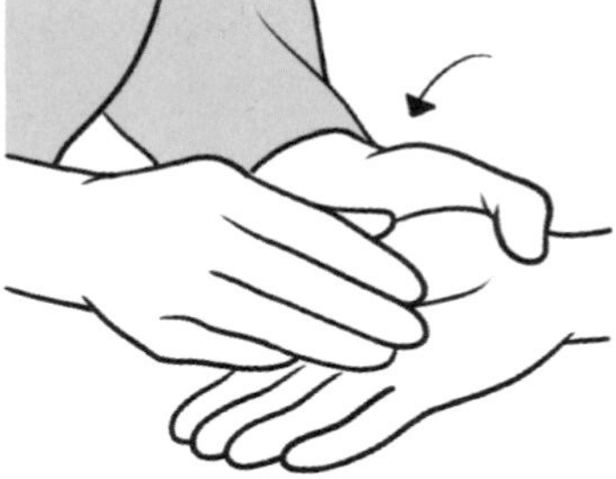

髖關節及膝關節屈曲與伸直

照顧者一隻手置於患者膝關節下方，另一隻手置於腳跟下方來支撐腿部。重複彎曲膝關節十次。當膝關節完全彎曲時，治療師可將手指移向大腿側邊。

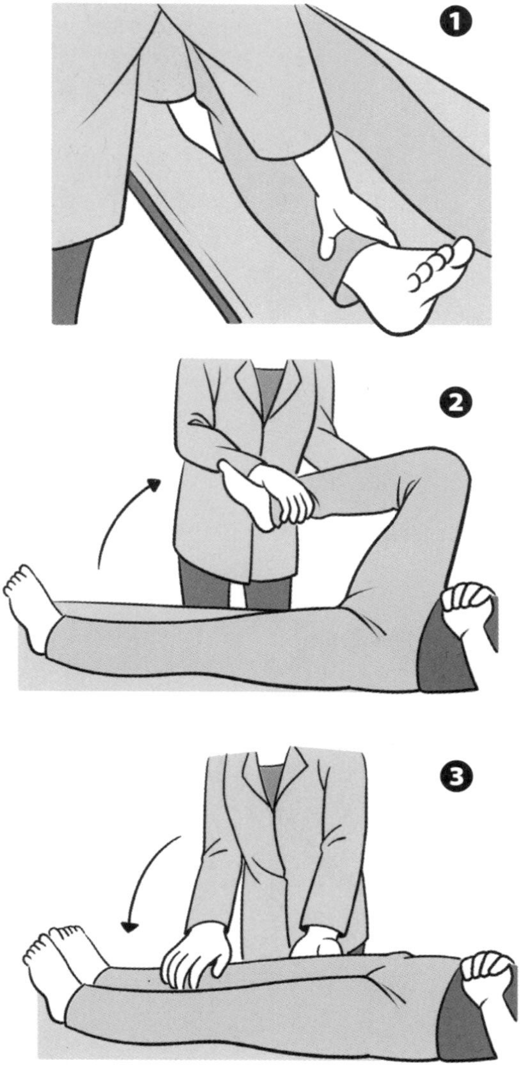

髖關節外展及內收

照顧者將手放置在髖關節及膝關節屈曲與伸直時同樣的位置。水平外展患者的腿部並重複十次。注意膝關節必須維持在伸直的姿勢。

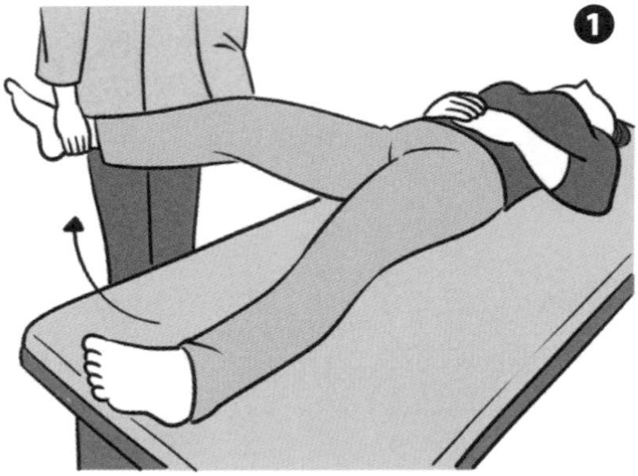

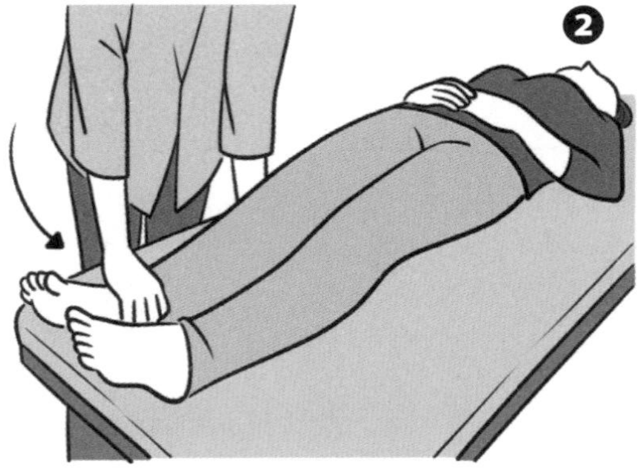

髖關節內轉及外轉

先將患者的髖部及膝關節彎曲九十度，照顧者再將一隻手支撐住膝關節，另一隻手支撐腳踝上方。以鐘擺動作移動腿部來旋轉大腿，並重複十次。進行這種握法時，如果患者的膝關節不穩定，必須小心操作。

❶

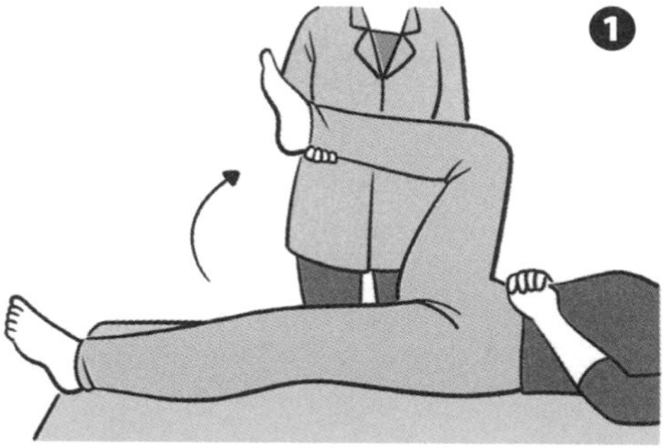

❷

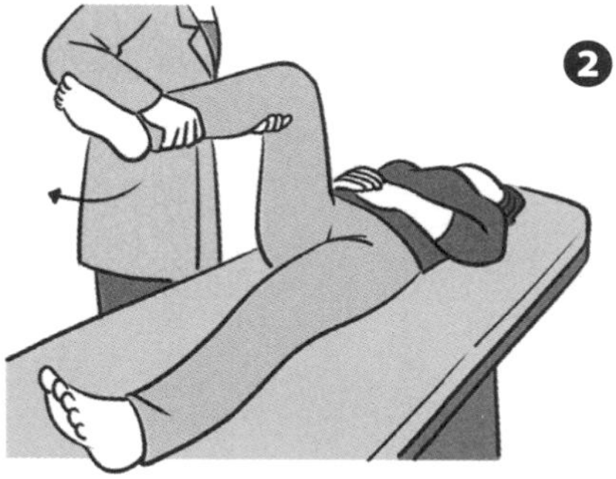

❸

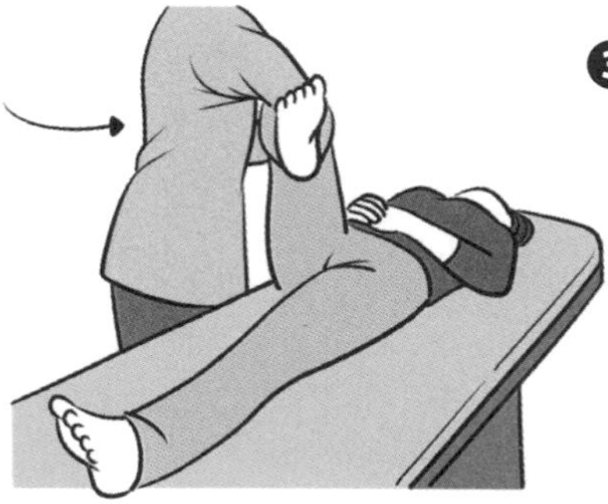

踝關節活動

照顧者一隻手握住腳根，另一隻握住膝蓋，並且用食指及拇指握住跟骨往遠端拉，同時讓患者足底靠著前臂，利用前臂將患者足底往前推。重複十次。

❶
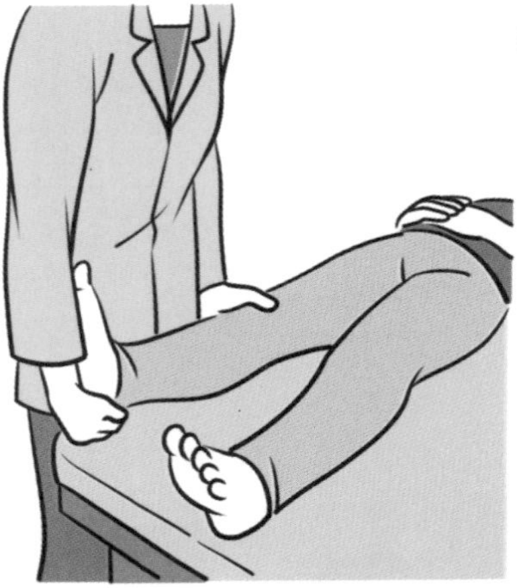

❷
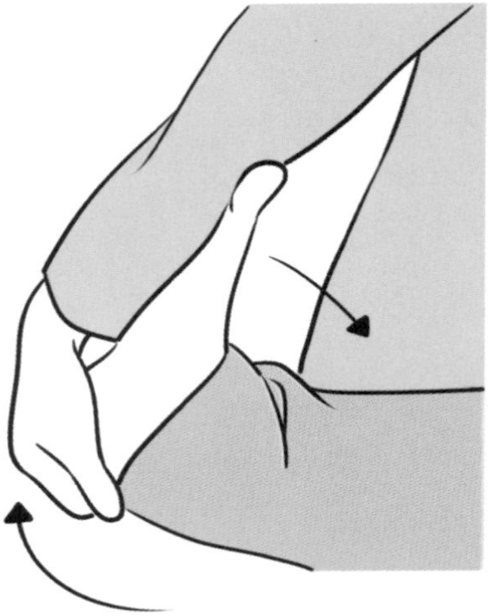

開始復健——主動運動

患者依靠自身能力所完成的運動就稱為主動運動，目的是恢復患者的肌力、擴大關節活動範圍、改善肢體以及肌肉的協調性。

不完全性癱瘓或是偏癱的患者，當患側的肌力恢復時，應該要積極地進行主動運動。若還無法下床，也可以在床上進行外展肩、聳肩、旋轉肩關節、屈曲、伸展肘關節、腕關節、握拳和伸掌等動作；下肢的部分則可以做外展、內旋運動和屈曲下肢等動作。

每日上午及下午應各進行一次，每次持續十分鐘。此外，通常患者的下肢功能恢復得比上肢早，因此發病二至三週並取得醫師的許可後，就能進行站立行走訓練。

站立行走訓練除了可以防止下肢萎縮畸形，還能夠改善全身的生理功能。剛開始離床下地的患者，應在他人的幫助下練習，再逐漸進展到可以自己扶持物體站立、抬腿，用患肢支撐站立。以上都適應了之後，再進行原地踏步，練習行走。行走時務必注意姿勢是否正確，一開始可以先持手杖行走，等到恢復順利再徒手行走。

開始復健——吞嚥訓練

吞嚥障礙是指機能上、構造上或心理的原因造成進食時不容易咀嚼食物、吞嚥或是容易嗆食，長期發生吞嚥困難的患者容易導致吸入性肺炎或是營養不良的症狀。

吞嚥功能障礙常會有的表現包括：用餐時常咳嗽或嗆咳、每一口食物需要吞嚥兩三次、用完餐後舌面上仍殘留許多食物、咀嚼時食物會掉出口腔、流涎等等。當患者病情穩定、意識清醒，再經過醫師與語言治療師評估、認可後，就可進行吞嚥訓練。執行的方式需依照吞嚥階段的不同而有所變化來進行。

口腔準備期

症狀：

患者常將食物含在口中無法咀嚼，食物經常會黏在硬顎上或是齒槽溝縫中。嘴唇無法緊閉，舌頭不靈活，容易流口水。

治療方式：

食物方面可以準備軟質糊狀、不需咀嚼，容易形成食團的食物，例如麥糊、米糊等。

復健運動方面，針對口腔肌肉力量不足，主要以加強肌力及口腔協調運動為主，包括臉部、舌頭運動。以下每一種動作應重覆五次，同時每天應進行四至五次。

1. 伸出舌頭，儘量向上、向下、向左嘴角、向右嘴角、沿著嘴唇向右旋轉、沿著嘴唇向左旋轉。
2. 伸出舌頭，以健手穩固握住一支湯匙，將湯匙碰觸舌尖，嘗試用舌尖將湯匙推開，持續半分鐘後再放鬆。
3. 連續大聲地說出「啪」、「搭」、「卡」等字，並且要確定有ㄆ和ㄚ、ㄉ和ㄚ、ㄎ和ㄚ的音發出來。

口腔期

症狀：

舌頭麻痺、動作不協調，只會將食物向前推導致食物常留在兩邊的牙齒附近或是黏在上顎，甚至會有食物從鼻孔流出來的現象。

治療方式：

除了加強口腔準備期的練習動作之外，再加上口腔的協調運動。以下的練習應連續做五遍，每天四次：

連續說出「ㄚ・ㄧ・ㄨ」、「ㄇㄚ・ㄇㄧ・ㄇㄨ」、「ㄅㄚ・ㄅㄧ・ㄅㄨ」、「ㄆㄚ・ㄆㄧ・ㄆㄨ」、「ㄉㄚ・ㄉㄧ・ㄉㄨ」、「ㄊㄚ・ㄊㄧ・ㄊㄨ」、「ㄌㄚ・ㄌㄧ・ㄌㄨ」等發音。

咽喉期

治療方式：

1. 溫度刺激法

對於吞嚥反射障礙的患者，語言治療師會使用沾有檸檬酸的冰棉棒輕輕刺激患者口腔兩側的咽門處，左右各輕刷五秒之後，要求患者吞嚥口水。這個動作需在患者進食前半小時進行，每重覆五遍之後休息一次，共進行十分鐘。

2.聲門內收運動

又稱推提運動。患者可以將雙手伸直再閉氣推牆，也可以在提起重物時，從腹部用力，用不同的音調大聲地從喉嚨發出短促的「啊」的聲音，重複五遍，每天四回。

3.安全吞嚥法

先深吸一口氣，再吃一口食物並憋氣，頭部稍微前傾，然後再咀嚼食物，將食物吞下後再用力咳嗽清喉嚨，以清除堆積在喉部的食物殘渣，最後再把憋住的那口氣完全吐出，恢復正常呼吸。

4.加強咽肌蠕動

腹肌內縮，再用力大聲短促地喊出「厚」，稍微休息後再練習，總共需反覆五遍，每天四回。

食道期

患者如果出現食道方面的問題，則應會診其他相關部門進行合適的治療，例如手術等。

開始復健——語言訓練

有半數以上的中風患者會出現語言障礙，因此在患者意識清醒、病情穩定之後，就應該要開始進行語言復健訓練。一般來說，在發病後三個月內開始進行訓練會比較容易恢復。

語言障礙的種類及復健訓練方式有以下幾種：

1.運動性語言障礙

運動性語言障礙指的是患者能夠理解別人說的話，但是卻不能表達自己意思的失語症。進行復健訓練時，應該從簡單的字到複雜的詞彙，例如可以先練習表達不、喝、吃、渴等單字，然後再逐步增加為不行、喝水、吃飯等單詞。當患者可以說的詞彙多了，接著再練習簡單的句子，一開始可以採用他人說上半句，患者接下半句的方式，然後漸漸進行到患者本身可以說出完整、簡單的語句。等到患者熟練之後，再進行複雜句子的練習。復健訓練過程中可以採用各種靈活的方法，例如複述別人說的話、看圖說話、指著物品並說出物品的名稱以及指字說字等。

2.感覺性語言障礙

患者具有說話的能力，但是卻無法理解自己與別人的語意。針對感覺性語言障礙進行復健訓練時，要不斷反覆地將視覺與語言結合在一起，例如拿盛好的飯，比出吃飯的動作，告訴患者「吃飯」二字；或是拿著毛巾做出洗臉的動作，告訴患者「洗臉」二字，藉由這樣的方式，逐漸使患者將語言和要表達的意思聯結起來。

3.混合性語言障礙

這類型語言障礙的患者同時出現運動性失語障礙又有感覺性失語障礙。換句話說，混合型語言障礙得患者既不能理解他人的語意，又沒有說話表達的能力。這類患者進行復健時，必須同時採取視覺、聽覺及語言結合的方式反覆練習。例如，幫患者穿衣服時，同時要說出「穿衣服」三個字，並且做出穿衣服的動作讓患者看見，使患者逐漸理解及掌握語言的意思。

4.命名性語言障礙

這類型語言障礙患者會出現看到實物卻無法說出名稱的情形。復健訓練的方式可以將日常生活中常用的物品反覆展示給患者看，並且告訴患者名稱還有用途，例如筆、杯子、碗等等，從簡單的開始，等到患者可以記住較常見的物品之後，再逐漸以不常見的物品進行復健訓練。在增加新的詞彙時，同時也要不斷地反覆複習已經記住的詞彙，加深印象，使訓練的效果更加鞏固。

進行命名練習時，可以看圖識字或是與實物相結合，也就是一種將圖像與語言結合的復健訓練，當練習時如果患者無法看到圖像就直接說出物品的正確名稱，可以給予關於該物品的特徵、用途等提示，喚起患者對於該物品名稱的記憶。

5. 構音障礙

出現構音障礙的患者主要的表現為發音不準確、咬字不清楚，語調、速度及節奏異常以及有過重的鼻音等。

針對這類型語言障礙的復健，主要是以發音、發音器官的運動以及說話節奏等方面進行訓練。此外，構音障礙的患者通常會出現全身肌肉過度緊張的情況，也就是說，咽喉語言肌肉會因為過度緊張而影響語言能力，此時可以透過呼吸訓練來鬆弛緊張的肌肉。

在進行構音障礙的復健訓練時，也會透過相關訓練恢復發音器官的運動能力，例如以手指輕觸患者的構音器官，使用觸感給與提示。

同時，依照患者腦部受損的程度，也可以安排不同的語言治療，一般來說，三至六個月的療程就可以見到成效，但是由於中風患者以老年人居多，因此學習能力本來就會降低，加上如果患者本身有多種慢性疾病，便會影響到語言障礙的復健效果。儘管如此，家人還是應該要有耐心，給予鼓勵，積極配合專業的言語治療，幫助患者儘量恢復一定程度的語言能力。

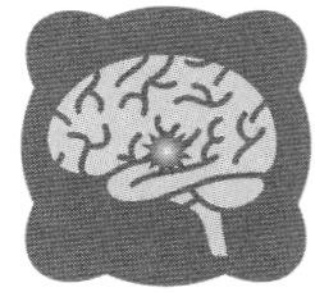

開始復健——記憶訓練

中風患者經常會出現不同程度的思維、知覺、邏輯等方面的障礙，如此一來便會影響正常的生活及工作。因此，中風患者應該要進行各種有效的治療與訓練，才不會導致智力障礙更加嚴重，甚至造成中風性癡呆的發生。

如果中風患者進行適當的自我訓練例如學習、閱讀等，便可持續地刺激腦細胞，使得大腦的神經細胞得到興奮與抑制，有助於恢復中風患者的腦功能。

人類的腦神經細胞有各種不同的功能，不同的活動會由相對應的腦細胞進行調節。因此，不同種類的工作以及豐富的學習內容可以使興奮的腦細胞數量增加，有更多的腦細胞參與大腦的活動可以增強大腦功能，因此也達到鍛鍊腦力效果。

對於中風患者來說，腦部的鍛鍊要領是改變思考的方式以及不斷更換學習內容與方法來恢復大腦的功能。

中風患者的記憶障礙主要有以下兩種類型：

1. 短期記憶障礙

發生短期記憶障礙的患者大腦對新資訊的儲存時間縮短，近期發生的事情往往記不起來，但是對於陳年往事卻印象深刻。

2. 長期記憶障礙

長期記憶障礙通常是由近事記憶受損的累積，逐漸發展為對於舊事的記憶力也逐漸下降。

記憶障礙可以透過復健治療方式得到改善，如果患者具有書寫能力，可以利用寫日記的方式幫助增強記憶，而且也可以擴展思維。在居住空間中可以在醒目的位置貼上提醒的字條，例如「刷牙、洗臉」等，有助於幫助患者記住平日的生活習慣；或是觀看過去所拍攝的照片、影片，喚起患者的記憶；同時，對於日常的例行性事務，也可以編成順暢的口訣，便於患者背誦。

最重要的是，患者及家屬必須要持續有耐心地堅持復健，才能達到更好的效果。

偏癱患者的復健訓練

中風偏癱者應該要積極進行各種姿勢的體能復健訓練，包括：

坐姿平衡復健訓練

透過坐姿平衡訓練，中風偏癱患者可以不用借助外力而自己坐直，增強平衡感以及軀幹的肌力。

首先，患者在床上坐直，慢慢向患側傾斜，一直到肘部可以接觸到治療床，再回復到直立坐姿；接下來再向健側傾斜，重複同樣的步驟。

剛開始訓練時，治療床上患者兩側可墊一至二個枕頭以降低難度。

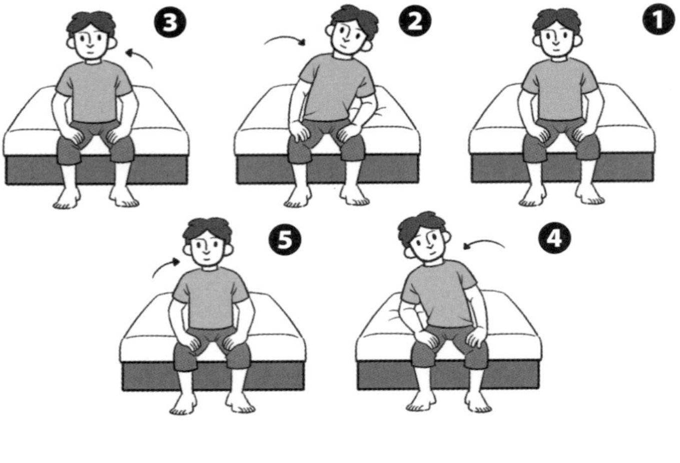

拱橋復健訓練

拱橋訓練主要是選擇性地使髖骨伸展的復健運動，屬於床上體位變換訓練之一，除了增加患者軀幹的運動量之外，同時也可以減少褥瘡的發生。此外，在急性期時，也可以運用拱橋姿勢放置便盆及更換衣物。

拱橋復健訓練具體的方法是患者採取仰臥姿勢，雙膝彎曲，雙足平踏在床面上，身體用力使臀部離開床面，維持五至十秒再放下休息數秒，重複五至十次。

一開始家屬可以將一隻手掌放於患側膝關節稍上方，同時向下按壓膝部並且向足前方牽拉大腿；另外一隻手則幫助患者將臀部抬起。隨著患者身體逐漸可以用力，家屬便可以減少幫助。

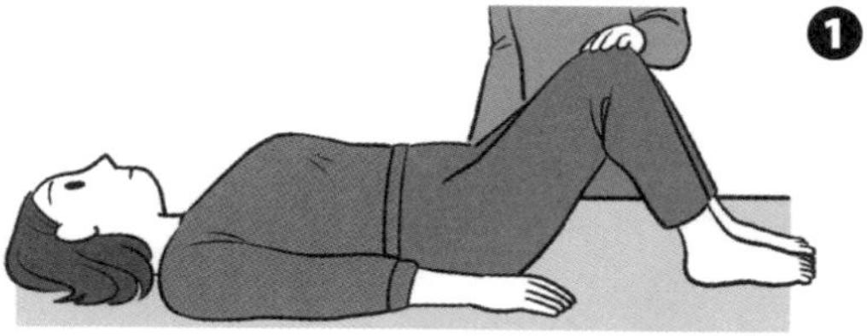

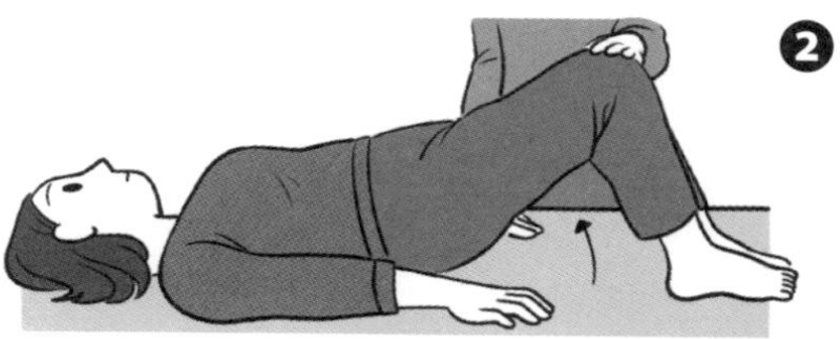

站起訓練

首先準備一張椅子擺在患者前方，椅面上設立幾個不同的接觸點，使患者雙手交握，身體前傾，讓雙手碰觸所設定的各個接觸點。過程中照護者需扶住患者腰部，以防患者跌倒。當患者能夠把重心從坐的平面移到雙腳，就可以請患者挺直上半身，緩緩站起。一開始站立時間不宜過久，慢慢延長即可。

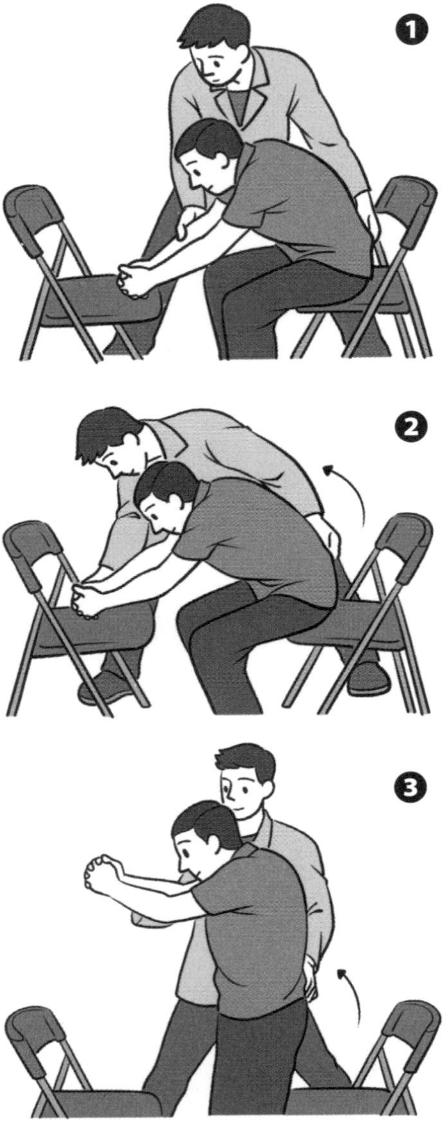

站立訓練

當中風偏癱患者病情逐漸穩定之後，而且可以掌握翻身、坐起和站起等動作時，就可以進行站姿訓練。

患者的站姿應為腳與肩同寬、雙膝伸直、身體挺胸、頭抬高、眼睛向前看，必要時可使用副木協助患側膝部維持伸直。一開始可以先使患者抬頭看向天花板、看向健側、看向患側，最後再進階到從健側和患側往後方看。過程中要注意身體不可傾斜、膝蓋要伸直以及避免腳步移動。

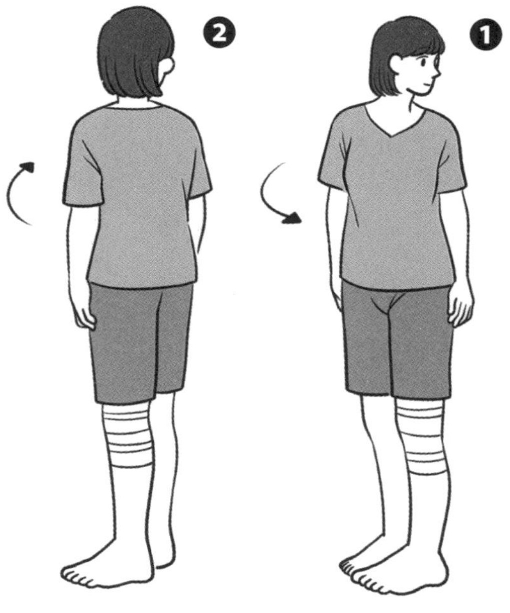

行走訓練

一開始進行行走復健時，患者可以先在原地練習輪流將雙腿抬離地面；此外，患者還可以進行下蹲練習，加強腿部的肌力，等到腿部有足夠的力量之後，先在他人攙扶下練習行走，然後逐漸使用拐杖、扶手仗等輔助工具行走，等到平穩熟練之後，才接著進行獨立行走復健訓練。在患者練習行走時，可以在地上畫線，要求患者沿著線直行，藉此糾正不良的姿勢。

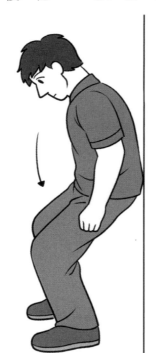

上下樓梯的復健訓練

當患者能夠熟練的在平地行走之後，可以開始嘗試在坡道上行走，然後再練習扶著樓梯扶手進行上下樓梯的復健訓練。進行此訓練時要記住「健腿先上，患腿先下」的原則。換句話說，上樓時由健手扶住樓梯扶手，健腿先踏上一級台階，然後患腿再踏上與健足同一級台階；相反的，下樓時由健手扶住樓梯扶手，患腿先踏下一級臺階，然後健腿再踏下與患腿同一層階梯。

要特別注意的是，當患者在進行行走復健訓練時，護理人員或家人一定要注意患者的安全，患者本身也不可操之過急，要量力而為循序漸進，才能夠在確保安全的前提之下達到有效復健的目的。

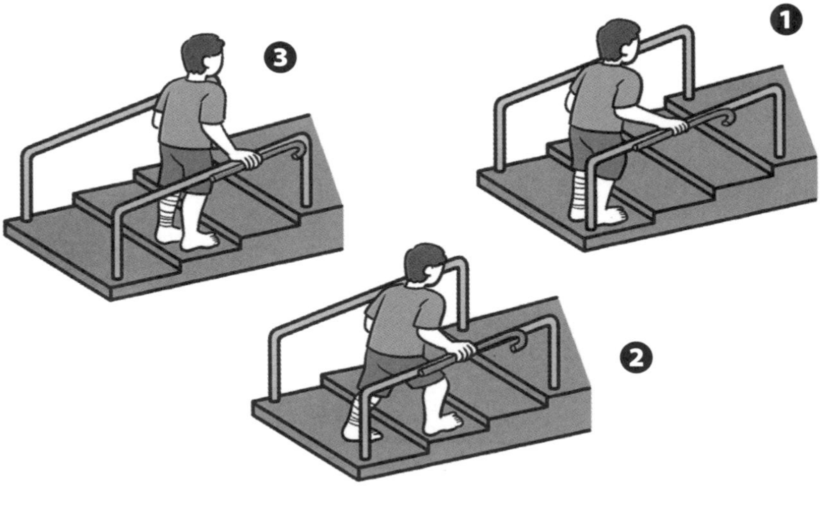

床邊醫療體操

中風偏癱瘓者經過復健之後如果能夠離床下地，並且可以做主動運動，便可以進行床邊醫療體操。

醫療體操是在醫學理論指導下，針對各種不同疾病與患者不同的病情所做的特殊運動療法。此外，醫療體操治療師經常會融入一些運動治療手法，包括關節被動活動、神經肌肉性促進法、牽伸技術、按摩手法等，幫助患者在偏癱早期可以在沒有治療師的時候也可以自行鍛煉，改善患肢的功能，得到復健的效果。要特別注意的是，為了避免患者受到意外傷害，家屬應在旁邊予以保護。

床邊醫療體操的具體動作如下：

呼吸

1. 患者採取自然坐姿，四肢放鬆。身體微微後傾，頭略高抬，胸廓盡力吸氣，然後雙臂往上盡力舉高。

2. 雙臂慢慢垂下，身體微微前傾，雙臂內收使兩手相互環抱至無法再抱，再將雙臂自然垂下在身體兩側。

3. 慢慢呼氣之後正常呼吸。

4. 以上動作，重複二次。

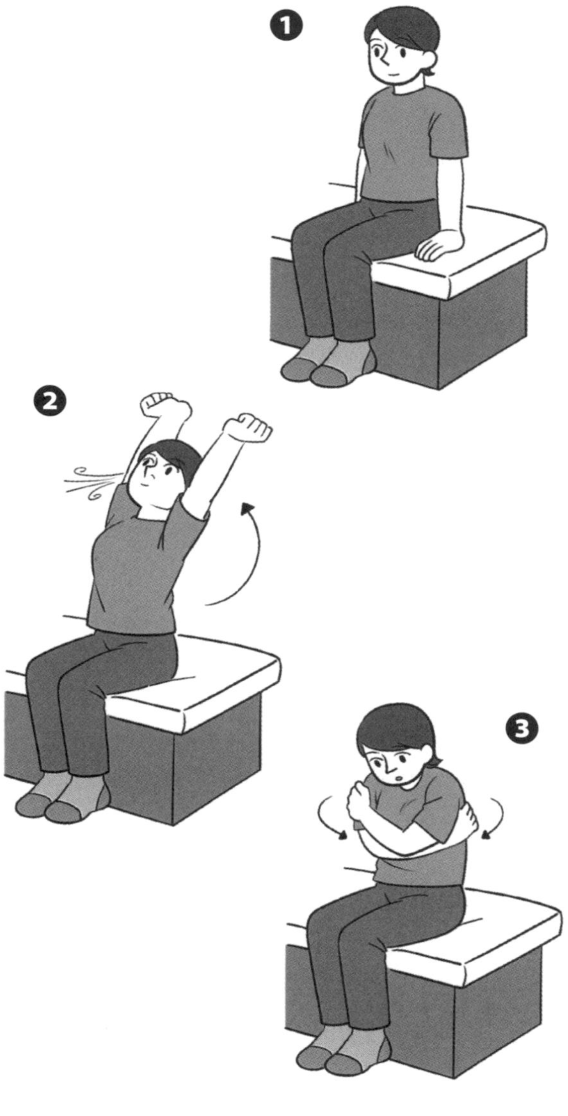

拍打運動

1. 採取自然端坐的姿勢，四肢放鬆。健手由上而下拍打患側上肢，從肩部外側逐漸往下到手部，共做八次。

2. 上半身微前屈，用健手拍打患側下肢，從大腿根部往下直到足踝部前側，共做八次。

3. 以上動作，重複二次。這個動作的幅度較大，要特別注意保持身體平衡，以免跌倒摔傷。

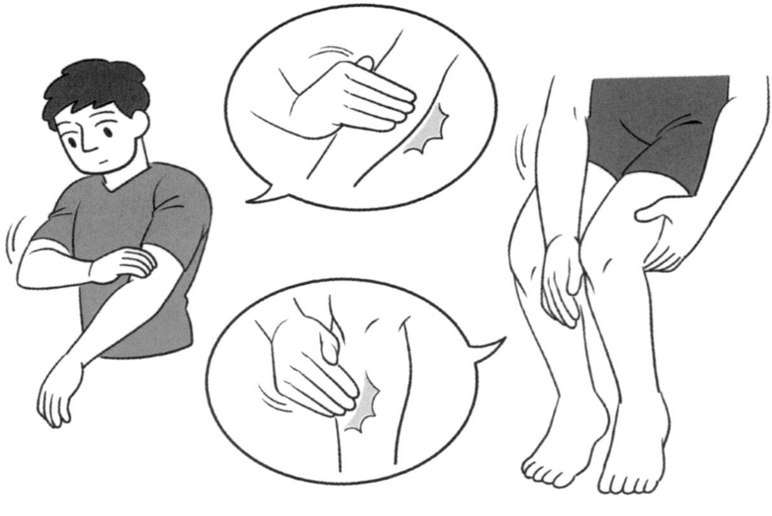

抬腿運動

1. 採取自然坐姿，雙手叉腰。
2. 健腿自然抬起，小腿慢慢伸直，然後回到原位。
3. 患腿儘量抬高，還原。
4. 以上動作，重複二次。如果癱瘓的情形嚴重，可以用健手幫助患腿抬起，但是要特別注意身體的平衡，防止跌倒。

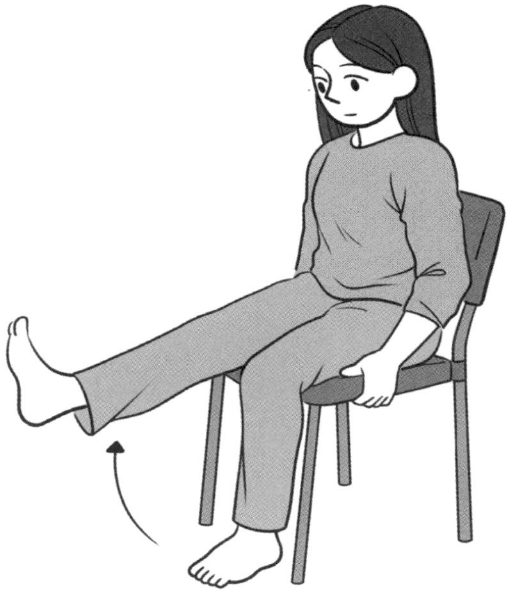

握拳運動

1. 身體直立，兩臂向前平舉，掌心向下，五指張開。
2. 雙手同時翻掌使掌心向上，然後再翻掌使掌心向下。
3. 雙手握拳，盡力握緊。
4. 將五指盡力張開。
5. 以上動作，重複二次。

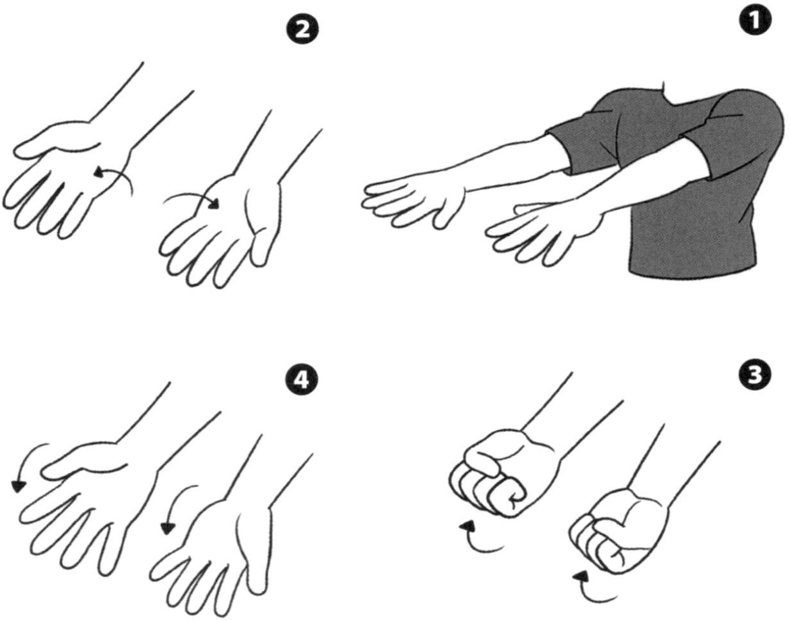

弓步運動

1. 用健手扶住牆面。
2. 健腿後退一步，身體稍微向前傾，健腿伸直用力踩地，患腿微屈，然後還原。
3. 健腿前進一步，身體稍微向前傾，健腿微屈，患腿儘量伸直用力踩地，然後還原。
4. 以上動作，重複二次。

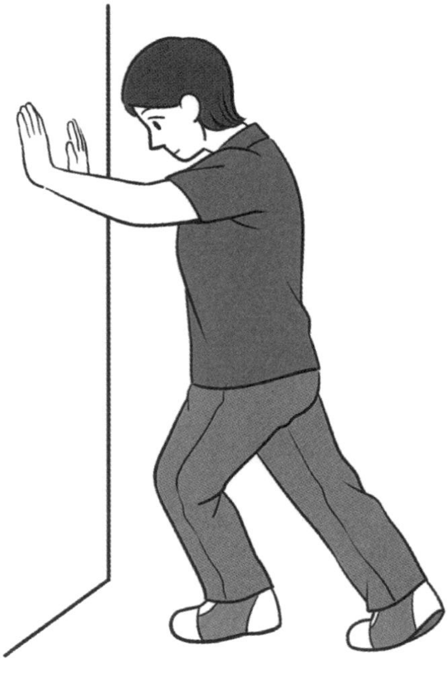

踏步運動

1. 健手扶住桌椅。
2. 將健腿抬起，然後還原。
3. 抬起患腿，然後還原。
4. 以上動作，重複二次。

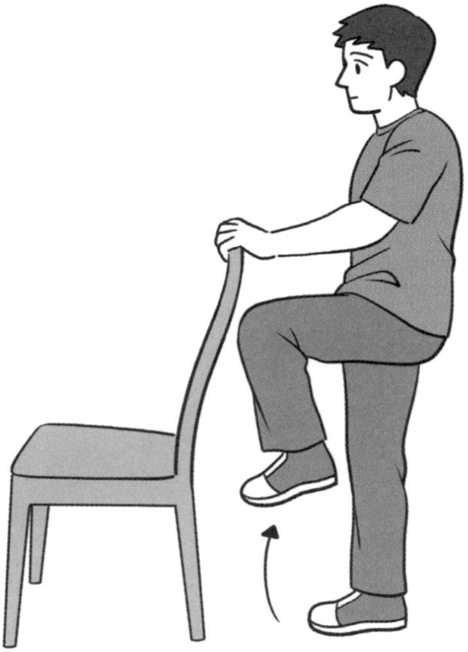

面部癱瘓患者的復健訓練

不少患者感到面部麻痺，一方面可能是因為腦部無法控制面部肌肉，另一方面則可能是因為肌肉活動量太少，以至血流量不足，面部麻痺。

眼睛

1. 眼睛向上、下、左、右方向活動，每個方向停留十秒再放鬆，做下一個方向，重複五至十次。
2. 將眼睛睜至最大，停留十秒後然後閉上眼睛，重複五至十次。

舌頭

1. 盡力深出舌頭，停留十秒後收回，重複五至十次。
2. 將舌頭往上、下、左、右等方向舔嘴唇，每個方向停留十秒，在做下一個方向，每個動作重複五至十次。

臉部

1. 看著鏡子，將兩邊眉頭往上，停留十秒後放下，重複五至十次。
2. 張開嘴巴發出「哈哈哈」的聲音，重複五至十次。
3. 吸氣時使口腔鼓起，閉氣十秒後吐氣，重複五至十次。
4. 嘴形呈「一」、像是要刷牙的動作，停留十秒後回復，重複五至十次。

頸部

1. 臉部轉向左邊，然後回到中間；轉向右邊，回到中間；仰望天花板，回到中間；向下望，回到中間。每個動作停留十秒，每個方向重複五至十次。
2. 臉朝前方，頭部往一邊的肩膀傾斜，停留十秒後，回到中間，再往另一邊傾斜。重複五至十次。

如何預防中風患者肩膀疼痛

肩膀疼痛屬於中風患者常見的併發症，肩痛不但會造成患者自我照顧的能力降低，並產生心理上的依賴，還會使患者發生危險。例如有些患者原本可以自己更換衣物，但是可能因為肩痛而造成對家人的依賴。同時，由於疼痛和不便也會使患者心裡感到無助；此外，疼痛會影響患者的睡眠，患者也無法集中精神學習新的技巧；更嚴重的是如果萬一快要跌倒時，因為肩膀疼痛會使患者不容易伸手支撐，因此影響平衡，造成危險。

造成中風病人肩膀疼痛的原因很多，例如用不正確的方式拉患者的手、練習手臂抬高時過度劇烈等，預防的方式如下：

1. 避免患者手臂維持在彎曲的姿勢或是不願意運動手臂，造成肩胛骨被固定在向下或後收的位置，導致肩關節變成內轉，造成肩關節活動度減少以及肩痛的惡性循環。

2. 鼓勵患者持續進行手臂運動，並且經由治療師確認患者可以正確地執行這些運動而且不會引起疼痛。

3. 注意翻身、轉位等動作，幫助患者更衣，協助患者在走路時要抬高手時注意手臂要先向外旋轉。

4. 側躺時儘量轉向正常的一側，並保持肩關節良好向前的姿勢，以避免肩胛骨被固定在向下或後收的位置。

5. 務必要告知每一位照顧者，以確實照顧的過程中避免患者肩關節受傷，包括患者躺在床上或坐在椅子上的姿勢，以及如何在他移動時正確地幫助他。

6. 患者如果發生任何疼痛或傷害，應該即刻告知治療師，然後由治療師進行指導正確的動作及避免傷害的方法。

如何為中風患者按摩

對於中風患者來說，按摩可以使他們緊張的肌肉放鬆，同時按摩也是對於肢體的刺激，使患者感知道自己肌肉的位置、痛覺等等。復健鍛鍊前後適合做一點按摩，因為運動前按摩可以增加肌肉的血流量，就像熱身一樣，運動後按摩則是使疲勞的肌肉得到舒緩。

針對肌張力過高的患者，按摩手法應該輕柔，而肌張力過低的患者則需要刺激量大一點的按摩，但是重點是必須要輕重合宜，並不是愈痛愈好。

要特別注意的是，按摩的禁忌症包括未癒合的骨折、皮膚有傷口、傳染性皮膚病、關節炎、肌肉發炎，或是身體有不明腫塊、劇痛等情形，都不宜進行按摩。

按摩的手法約分為以下幾種：

推法：利用手掌著力進行單方向的推動，適合用於大塊肌肉的部位。

拿法：利用手指捏起肌肉，再慢慢放下。較適合小的肌肉，例如頸部、手臂等。

按法：利用手指、手肘等部位針對痛點按壓，適合痛點、穴位按摩。

揉法：與推法相似，利用手掌按壓在肌肉上並且進行轉動，適合多組肌肉的按摩。

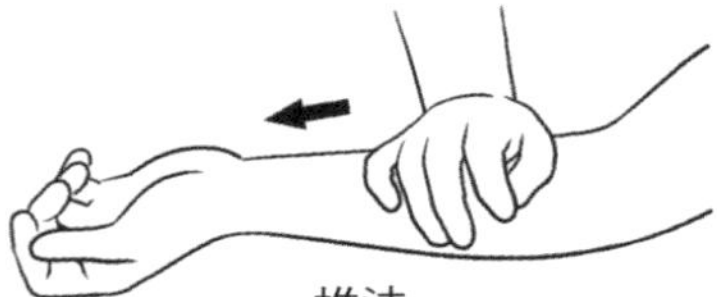

推法

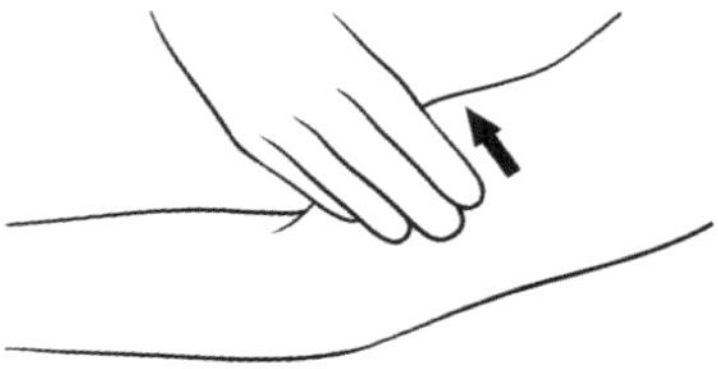

拿法

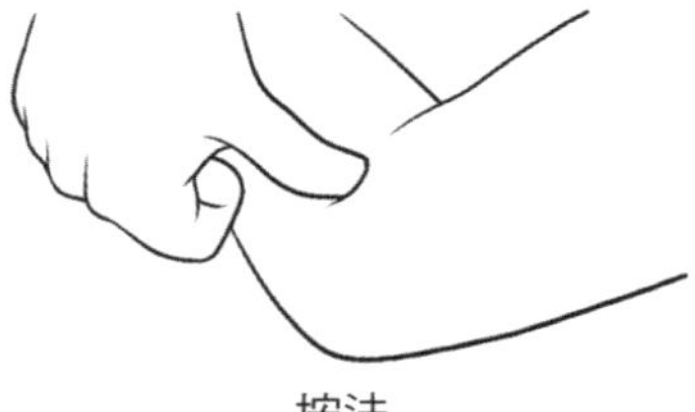

按法

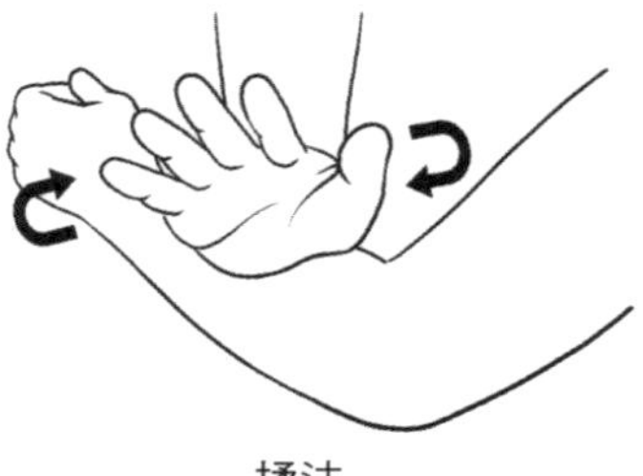

揉法

照顧者可以針對不同部位的按摩手法如下：

頭頸部

中風之後患者的腦部狀況可能不穩定，尤其是醫生評估需進行手術治療的患者。因此在中風初期不宜按摩頭部，直到病情穩定，詢問醫生意見之後才能進行按摩。

除了避免按摩頭部之外，可以針對臉部進行按摩，刺激患者面部肌肉，促進血液循環，減少面部的麻痺感。

1. 額頭

將雙手放在患者額頭上，由額頭中間至太陽穴以繞圈的方式按摩一至二分鐘。

2. 顳部

中風患者常會感覺到耳朵上方的部位較緊張，照顧者可以將雙手手指合併放在患者耳尖上方的位置，輕輕打圈按摩一至二分鐘。

3. 面部

照顧者將雙手放在患者臉頰上，按摩臉頰一至二分鐘。在用餐之前進行，可以增加患者血液循環，提高臉部肌肉咀嚼及吞嚥的動作功能。

4. 頸部

以大拇指按壓風池穴，其他四指固定位置。風池穴對於恢復眼睛疲勞也很有幫助。

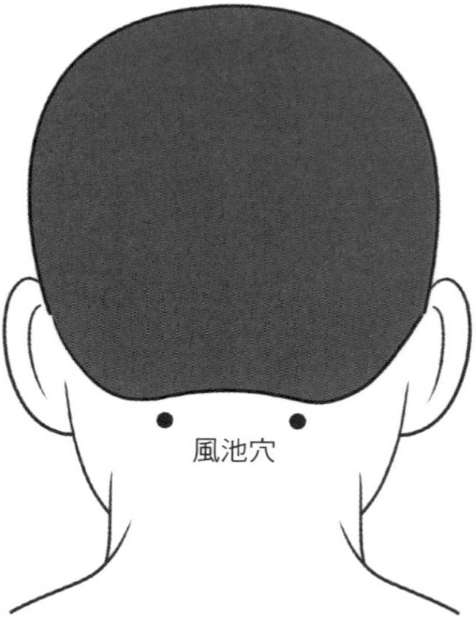

風池穴位在耳後頭枕骨下，
髮際內凹陷處

上肢

中風患者上肢容易呈現屈曲式攣縮，進行適度按摩可以舒緩上肢的高度張力，有助於復健鍛鍊。

1. 肩膀

患者採坐姿，照顧者以拿法按摩患者肩膀旁邊三角肌的位置。

2. 手屈肌群

患者採坐姿，照顧者以揉法按摩緊繃的手臂肌肉五至十分鐘。

3. 手掌

患者可以健側手拍打患側手掌以刺激穴位，重複五至十分鐘。

下肢

中風患者的下肢較容易呈現僵直現象，針對大腿、小腿肌肉進行按摩，可以減輕肌肉張力。

1. 大小腿

患者採仰臥姿勢，彎起雙膝。照顧者用雙手手掌夾住大腿兩旁，採用揉法按摩一至二分鐘。

2. 小腿

患者仰臥，將膝蓋彎起，照顧者用拿法按摩小腿一至二分鐘。

中風復健新科技

隨著醫療科技的發達，中風復健已經不只侷限在手法的方式，新科技可以彌補手法的不足，並且加速復健的效果。

1. 穿顱磁刺激及電刺激

中風之後患者受到影響的一側腦部會變得較不容易接受刺激而造成功能障礙，因此同一側的肢體有會發生障礙。穿顱磁刺激及電刺激是藉由磁力或是電力調節腦部，達到提高患側腦部的活躍度、抑制健側腦部的活躍度，使腦部較容易控制肢體。

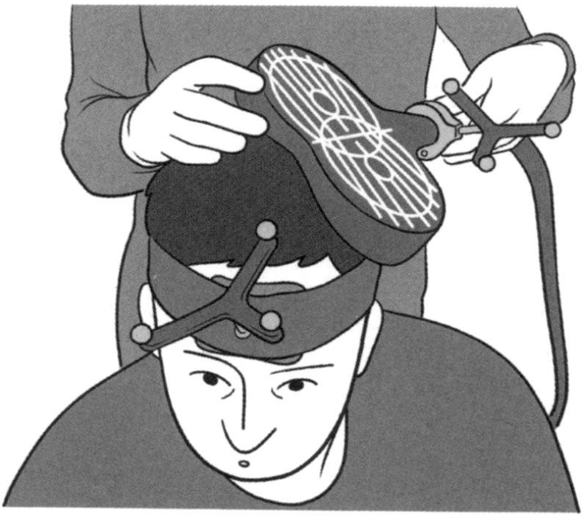

穿顱磁刺激

2. Saebo 上肢復健系統

由於中風患者容易不使用患側肢體，久而久之造成攣縮，為了打破這個惡性循環，Saebo 上肢復健系統的支架可以使患手打開，並且進行頻繁及重複抓握的練習，使得腦部得以學習手部正常活動的模式，恢復患手的張力及功能。

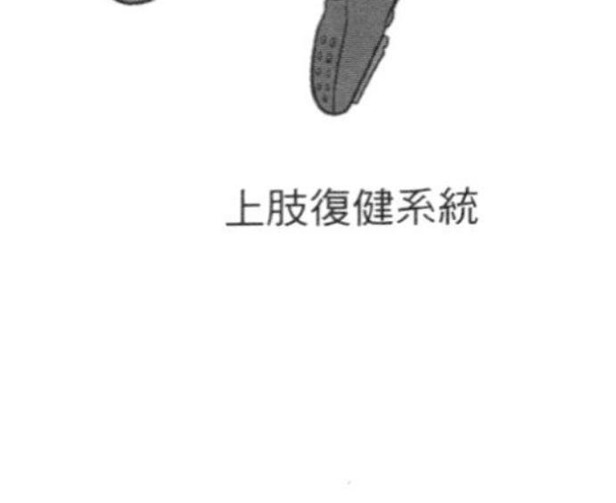

上肢復健系統

3. 減重步行訓練

中風患者有時候會因為害怕跌倒而減少步行的機會，尤其是因為緊張時使肌張力上升，以至於無法邁開步伐。這時候透過專門設計的跑步機，可以更有效地幫助病患復健。

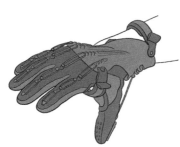

減重步行訓練機器（manual-assisted）由一個吊架及跑步機組成，吊架的功能是承托患者的體重以及防止跌倒。此外，跑步機可以使患者是應不同的步行速度。進行此項訓練時，治療師不必扶住患者，只需要協助改善和矯正步姿。同時，由於患者體重由吊架承托，使用時可以降低關節的負荷。

二〇一一年起，台北醫學大學復健科引進全自動機器人步態訓練系統（Lokoma），在雙腿外側多了機械手臂，可以矯正患者走路姿勢。除此之外還增加螢幕模擬顯示實際行走，可以提升使用者的興趣與專注。

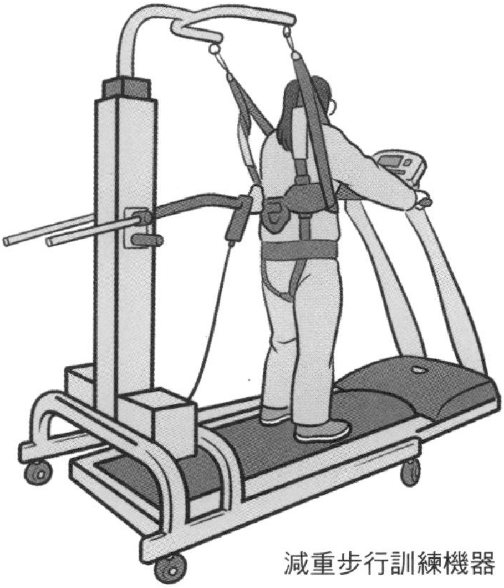

減重步行訓練機器

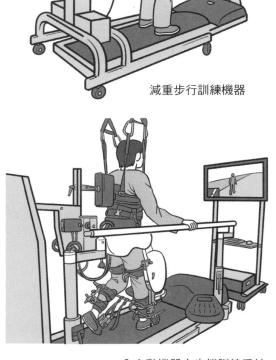

全自動機器人步態訓練系統

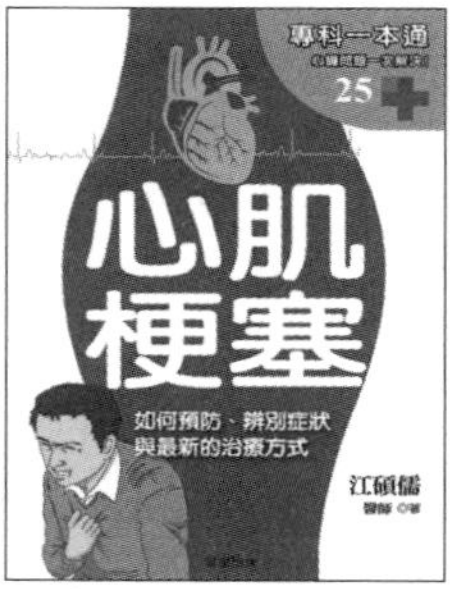

心肌梗塞

江碩儒 著／定價：250 元

最沉默隱形的殺手！恐引發心律不整、衰竭、休克、瓣膜斷裂、心肌破損……！

隨著科學與醫療的一日千里，現今大多數的感染類疾病都可順利痊癒，連令人談虎色變的癌症也能得到控制。反而是體內器官系統的老化才是我們的頭號大敵！列居十大死因第二名的心血管疾病更是隱形的殺手，其中最需要注意的便是心肌梗塞，因為它來得快、來得急，來得讓人措手不及！

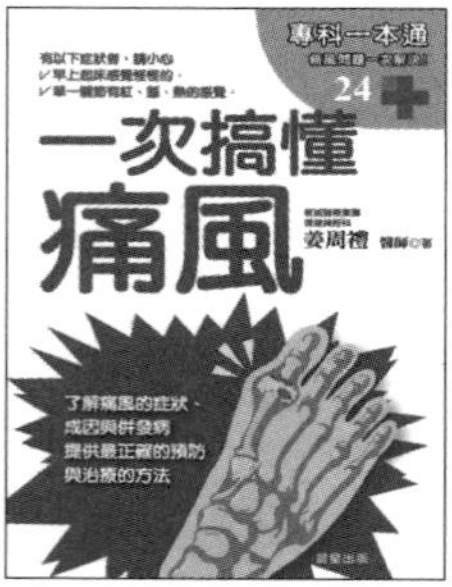

一次搞懂痛風

姜周禮 著／定價：300 元

痛風與高尿酸在 30 歲以上男性最常見，全國痛風患者推算有 40 萬人左右。

過去被稱為「帝王病」，如今更名為「酒肉病」，偏好肉類、重口味、高脂肪、高熱量食物的人，請特別注意。本書將為你介紹：痛風的成因與症狀、檢查到治療的流程、容易致死的痛風併發症、易引發痛風的高危險群、如何預防痛風與如何和痛風相處。

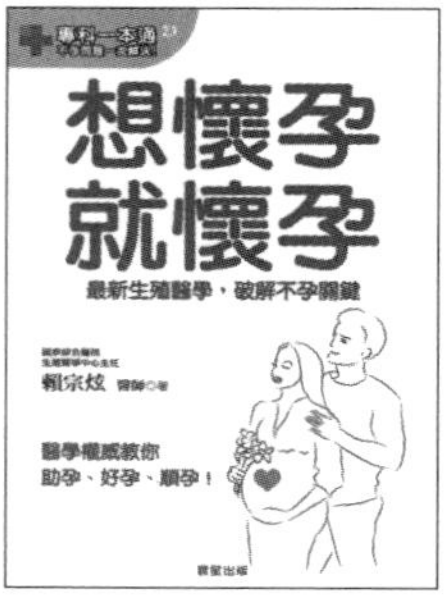

想懷孕就懷孕：最新生殖醫學，破解不孕關鍵

賴宗炫 著／定價：290 元

不孕症的原因百百種，國內生殖權威教你「好孕」連連！

請打破「不孕是女性有問題」這個觀點！造成不孕的原因可能是男性、女性，或是兩者共同的問題所致。根據統計，台灣每 7 對夫妻就有 1 對不孕。想要懷孕真的有那麼困難嗎？問題到底出在哪裡？不單針對女性，全面破解男女孕事的關鍵書籍！

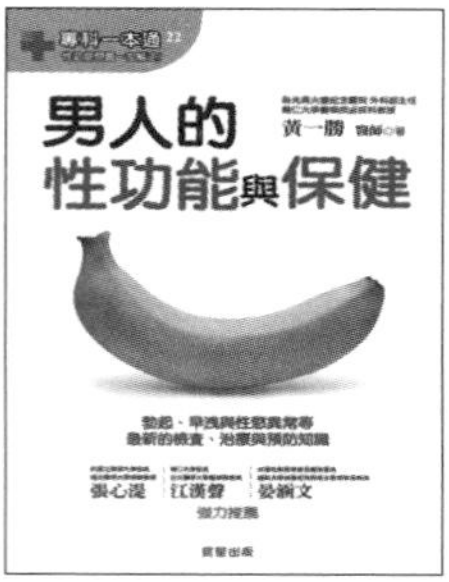

男人的性功能與保健：勃起、早洩與性慾異常等 最新的檢查、治療與預防知識

黃一勝著／定價：290 元

重振雄風絕對不是問題！就從現在，找回「性福」新生活！

性功能障礙是男人從青春期到年老期，都有可能「意外」發生的狀況。最有效的解決辦法就是直接面對解決根本問題！本書由泌尿科權威所編寫，詳述 8 大性功能問題，並將各個層面做完整、有系統的介紹，疾病不再複雜！

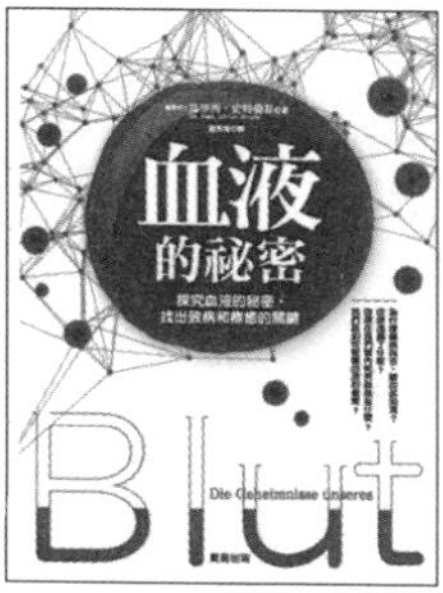

血液的祕密：探究血液祕密，找出致病和療癒的關鍵

烏里西．史特倫茲 著／羅秀青 譯／定價：390 元

血液含有許多種數值，這些數值與我們的生理或是心理健康息息相關！

有時候我們無法察覺身體的些微改變，但只要觀察和追蹤血液數值，便可以快速掌握身體的狀況。甚至進一步運用分子醫學，以血液的參數值調整身體，有效地控管病狀或疾病。

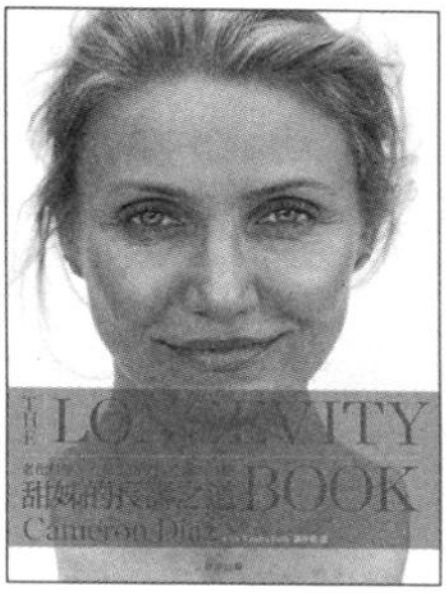

甜姊的長壽之道：老化科學、力量生物學與時間的特權

卡麥蓉 ‧ 狄亞 珊卓 ‧ 巴克 合著／郭珍琪 譯／定價：450 元

這不是一本抗老化的書，我不想你活在老化的恐懼中，身為一個女人，我想我們要談論的是老化的方式。

隨著年齡增長，我們可以為自己做的最好的事情，剛好也就是一些我們最喜歡做的事。享受美食、鍛煉肌肉、優質睡眠、愛人、歡笑……這些活動讓我們成為更美好的人。本書將分享老化的科學觀點，讓你在老化的過程中坦然愉快的向前。

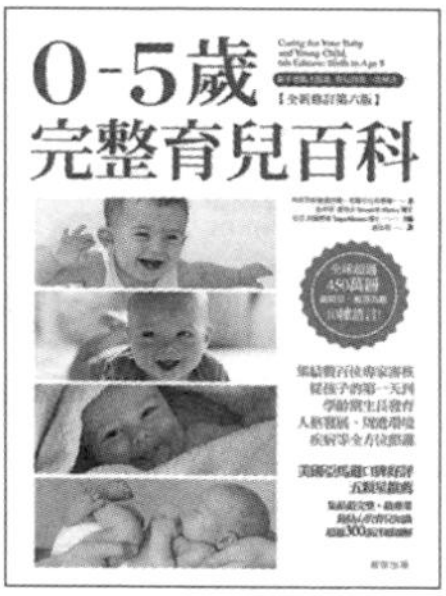

0-5 歲完整育兒百科

美國小兒科學會 著／郭珍琪 譯／定價：899 元

0-5 歲是孩子身體發展的快速成長期，也是奠定孩子性格的重要關鍵期。

孩子是父母最寶貴的禮物，和寶寶相處是一段美好的時光，隨著他的性格發展、他的笑聲，以及和你在一起的快樂，天天都是神奇美妙的一天。對他而言，每天都有驚喜、新的成就，對你而言則是一份特別的體驗。如何守護好心肝寶貝成了人生重要、也棘手的考驗！

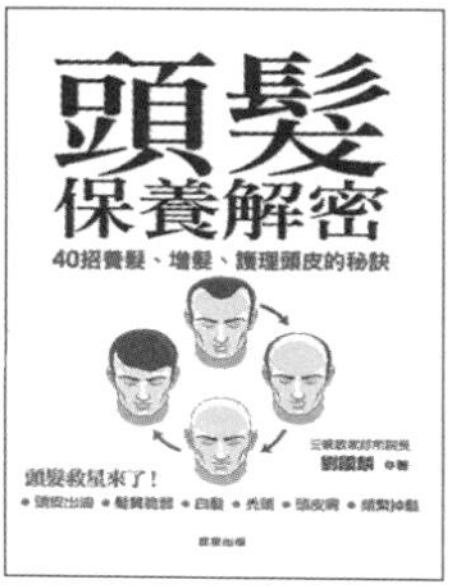

頭髮保養解密：全方位養髮、增髮、護理頭皮的秘訣

劉國麟 著／定價：260 元

頭髮救星來了！一次搞定禿頭、頭皮出油、頻繁掉髮、髮質脆弱、白髮與頭皮屑！

本書由專科醫師教你生髮 ‧ 增髮 ‧ 護髮，由從生活與飲食改變，養好頭皮、頭髮，一次解決掉髮、禿頭、頭皮屑、分叉等各種問題。掉髮、禿頭不再是絕症！ 30 天就讓你擁有豐厚黑髮！

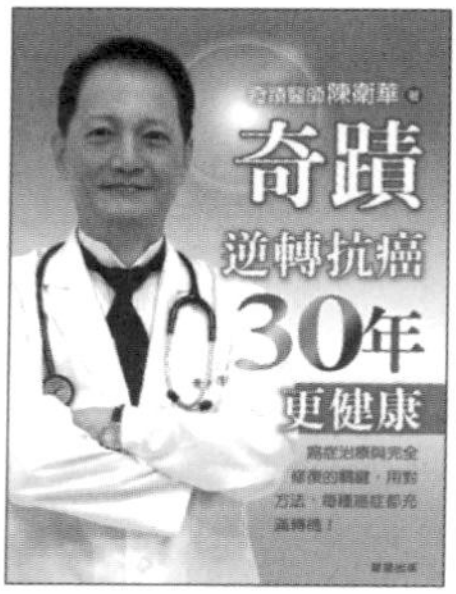

奇蹟逆轉，抗癌 30 年更健康：癌症治療與完全修復的關鍵

陳衛華 著／定價：300 元

3 次罹癌後更健康的奇蹟醫師陳衛華將告訴你，癌症治療與完全修復的關鍵！

用對方法，每種癌症都充滿轉機！從爭取治療時間、轉換信念、到體力強化，最後回歸飲食、運動與身心靈調養。63 歲的他，不但抗癌成功，更是精神奕奕。

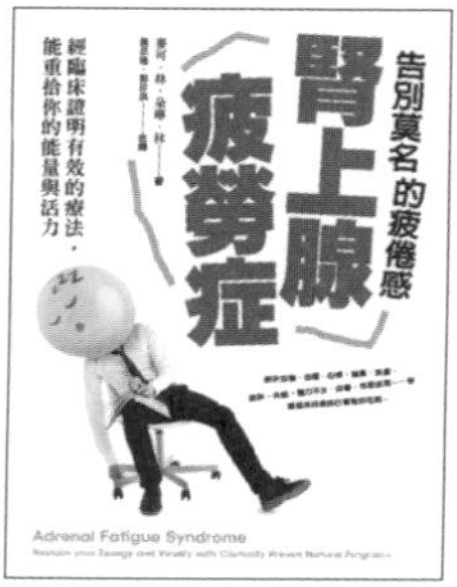

告別莫名的疲倦感 腎上腺疲勞症

麥可 ‧ 林朵琳 ‧ 林合著／黃丞隆 郭珍琪 合譯／定價：590 元

經臨床證明有效的療法，能重拾你的能量與活力。

睡很飽，還是沒精神？咖啡喝完了，還是覺得累？壓力大、常過敏、沒性趣？或是這裡怪那裡痛，但就是檢查不出原因……那麼，你可能有「腎上腺疲勞症候群」！現代人因過度工作、人際關係緊張、不良的飲食生活、長期處於生活壓力之下，使腎上腺因工作過度而疲乏，引發各種連醫生都很難醫治的疑難雜症。

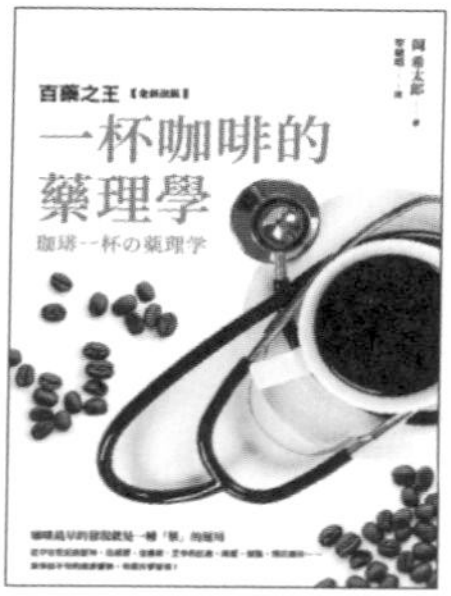

百藥之王：一杯咖啡的藥理學【全新改版】

岡希太郎 著／李毓昭 譯／定價：200 元

從最早咖啡被發現起，就是作為一種「藥」的運用。

咖啡所含的綠原酸、葫蘆巴鹼、咖啡因、尼古丁酸和維生素 B3 等各種成分，已有相當多的文獻證實能夠強身健體，預防各種疾病，如：肝癌、第二類型糖尿病、高血壓、老人癡呆、降血壓、帕金森氏症……美好的生活不應只是培養獨特的品味，更應兼具身體的健康保健！

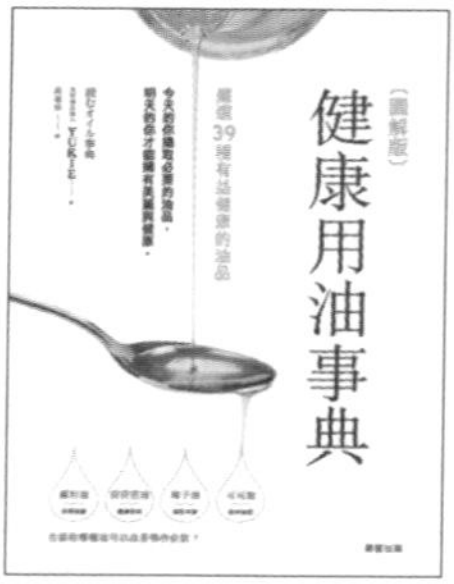

圖解版健康用油事典：從椰子油到蘇籽油，找到並選擇適合自己的油品

YUKIE 著／高淑珍 譯／定價：380 元

衷心期盼這本書能為你締造與「命運之油」邂逅的良機。

「油」是人體不可或缺的物質。我們的身心能否健康美麗，一切都深受「油」的影響。它不僅是構成身體細胞所需的重要成分，提供身體代謝能量，與我們的心臟、血管、神經、荷爾蒙或皮膚、毛髮等，都有密切的關係。

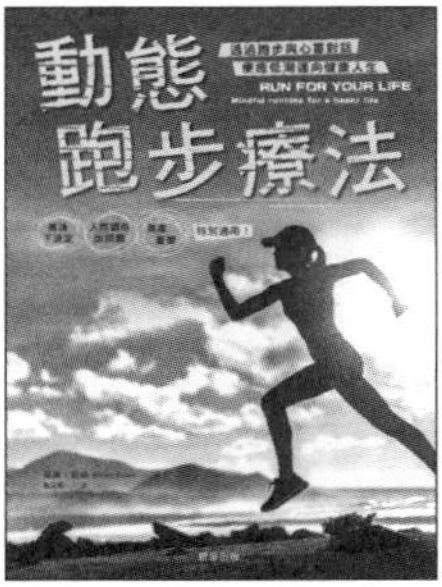

動態跑步療法：透過跑步與心靈對話，療癒低潮邁向健康人生

威廉 ‧ 普倫 著／劉又菘 譯／定價：350 元

這不是一本指導你如何跑步才正確的書，而是藉由動態跑步療法，「告別絕望與壓力的一帖藥方」。

我們都知道慢跑可以讓人放鬆、重整思緒甚至振奮精神，而動態跑步療法（DRT）將進一步釋放運動所帶來的療癒力，解決焦慮、憂鬱、選擇困難等低潮情緒，協助我們克服生活的煎熬與困境，並調整生理及心理的狀況。

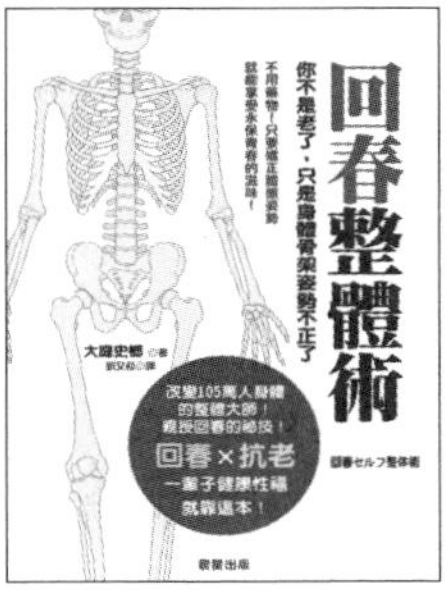

回春整體術：你不是老了，只是身體骨架姿勢不正了

大庭史榔 著／劉又菘 譯／定價：290 元

不用藥物！只要矯正體態姿勢，就能享受永保青春的滋味！

從脊椎、腰椎等整體醫學概念的角度，看待性愛的各種問題與現象，可說是市面上相當少見的回春保健書籍。圖解步驟清楚易懂，讀者也可透過本書瞭解自己在性事或老化上的狀況。

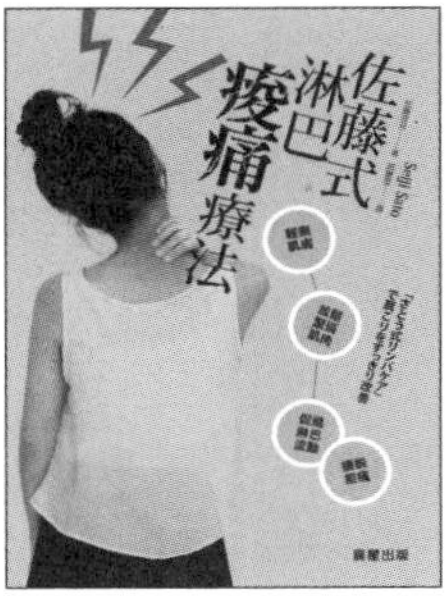

佐藤式淋巴痠痛療法

佐藤青兒 著／郭寶雯 譯／定價：250 元

消除身體痠痛的關鍵在於「淋巴」。

本書有別於其他同類書籍，不強調按摩、伸展等由外施加壓力的方法，而是用對身體最不造成負擔的方式來解決肩頸痠痛，甚至是其他的身體問題。書中所提供的方法簡單、圖解清楚，讓讀者可快速直接地掌握肩頸痠痛的原因且解決問題。

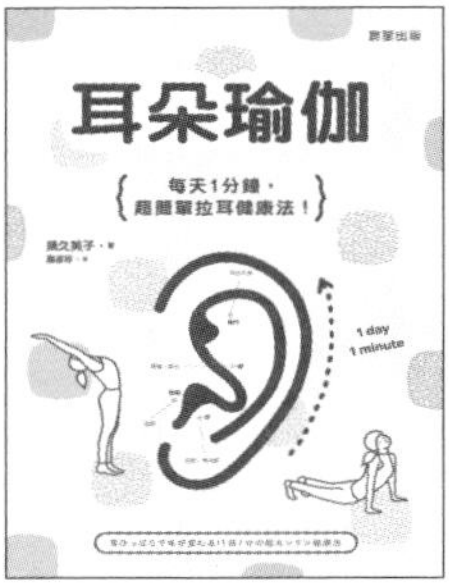

耳朵瑜伽：每天 1 分鐘，超簡單拉耳健康法！

薄久美子 著／高淑珍 譯／定價：250 元

手指按揉耳朵＋身體合理姿勢＝耳朵瑜伽

本書以圖解方式介紹耳朵與身體的各種穴道知識，內容多元，圖解大而清晰，讀者可透過圖示步驟掌握動作要領，輕鬆自我練習。能確實改善身體小毛病，針對不同症狀揉捏按壓耳朵，輕鬆就可揮別如肩膀僵硬、虛冷、眼睛疲勞、壓力等煩惱。

腦中風：一本讀通腦中風之成因、預防與復健的最新知識
/ 蔡東翰著 . -- 初版 . -- 臺中市 : 晨星 , 2018.01
面；　公分 . --（專科一本通 ; 26）
ISBN 978-986-443-389-6（平裝）
1. 腦中風 2. 保健常識
415.922　　　　106023033

專科一本通 26

腦中風

一本讀通腦中風之成因、預防與復健的最新知識

作者	蔡東翰
主編	莊雅琦
企劃編輯	何錦雲
執行編輯	劉容瑄
網路行銷	吳孟青
校對	鄭舜鴻
美術排版	曾麗香
封面設計	洪偉傑
內頁繪圖	腐貓君
創辦人	陳銘民
發行所	晨星出版有限公司 台中市 407 工業區 30 路 1 號 TEL:（04）23595820　FAX:（04）23550581 E-mail:health119@morningstar.com.tw http://www.morningstar.com.tw 行政院新聞局局版台業字第 2500 號
法律顧問	陳思成律師
初版	西元 2018 年 1 月 6 日
讀者服務專線	04-23595819#230
總經銷	知己圖書股份有限公司 台北　台北市 106 辛亥路一段 30 號 9 樓 TEL：（02）23672044 / 23672047　FAX：（02）23635741 台中　台中市 407 工業 30 路 1 號 TEL：（04）23595819 FAX：（04）23595493 E-mail：service@morningstar.com.tw 網路書店 http://www.morningstar.com.tw
郵政劃撥	15060393
戶名	知己圖書股份有限公司

定價 290 **元**
ISBN 978-986-443-389-6

◆讀者回函卡◆

以下資料或許太過繁瑣，但卻是我們瞭解您的唯一途徑
誠摯期待能與您在下一本書中相逢，讓我們一起從閱讀中尋找樂趣吧！

姓名：＿＿＿＿＿＿＿＿＿　性別：□男　□女　生日：　／　／

教育程度：□小學 □國中 □高中職 □專科 □大學 □碩士 □博士

職業：□學生 □軍公教 □上班族 □家管 □從商 □其他＿＿＿＿＿＿＿

月收入：□3萬以下 □4萬左右 □5萬左右 □6萬以上

E-mail：＿＿＿＿＿＿＿＿＿＿＿＿＿＿＿　聯絡電話：＿＿＿＿＿＿＿＿

聯絡地址：□□□＿＿＿＿＿＿＿＿＿＿＿＿＿＿＿＿＿＿＿＿＿＿＿＿

購買書名： **腦中風：一本讀通腦中風之成因、預防與復健的最新知識**

・請問您是從何處得知此書？

□書店 □報章雜誌 □電台 □晨星網路書店 □晨星健康養生網 □其他＿＿＿＿＿

・促使您購買此書的原因？

□封面設計 □欣賞主題 □價格合理 □親友推薦 □內容有趣 □其他＿＿＿＿＿

・看完此書後，您的感想是？

＿＿＿＿＿＿＿＿＿＿＿＿＿＿＿＿＿＿＿＿＿＿＿＿＿＿＿＿＿＿＿

・您有興趣了解的問題？（可複選）

□中醫傳統療法 □中醫脈絡調養 □養生飲食 □養生運動 □高血壓 □心臟病
□高血脂 □腸道與大腸癌 □胃與胃癌 □糖尿病 □內分泌 □婦科 □懷孕生產
□乳癌／子宮癌 □肝膽 □腎臟 □泌尿系統 □攝護腺癌 □口腔 □眼耳鼻喉
□皮膚保健 □美容保養 □睡眠問題 □肺部疾病 □氣喘／咳嗽 □肺癌
□小兒科 □腦部疾病 □精神疾病 □外科 □免疫 □神經科 □生活知識
□其他＿＿＿＿＿＿＿＿＿＿＿＿＿＿＿＿＿＿＿＿＿＿＿＿＿＿＿＿＿

□同意成為晨星健康養生網會員

以上問題想必耗去您不少心力，為免這份心血白費，請將此回函郵寄回本社或傳真至（04）2359-7123，您的意見是我們改進的動力！

晨星出版有限公司 編輯群，感謝您！

請填妥後對折裝訂，直接投郵即可，免貼郵票。

廣告回函
臺灣中區郵政管理局
登記證第 267 號
免貼郵票

407
台中市工業區 30 路 1 號

晨星出版有限公司

請沿虛線摺下裝訂，謝謝！

填回函・送好書

填妥回函後附上 32/52 元（普通 / 掛號）郵票寄回即可索取

《吃出好體溫》

「身體冷」是引發疾病的元兇，
體溫只要提高 1 度，免疫力就能強化五至六倍！

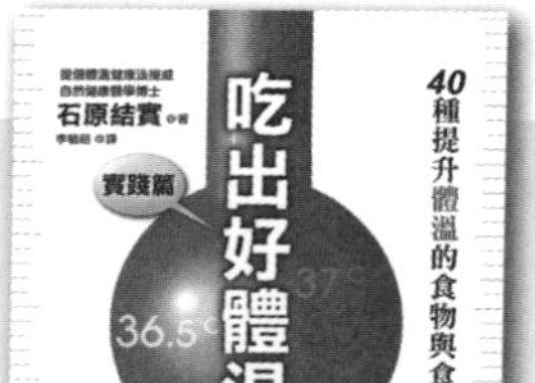

石原結實 著

特邀各科專業駐站醫師，為您解答各種健康問題。
更多健康知識、健康好書都在晨星健康養生網。

晨星健康養生網
http://health.morningstar.com.tw

晨星健康養生網

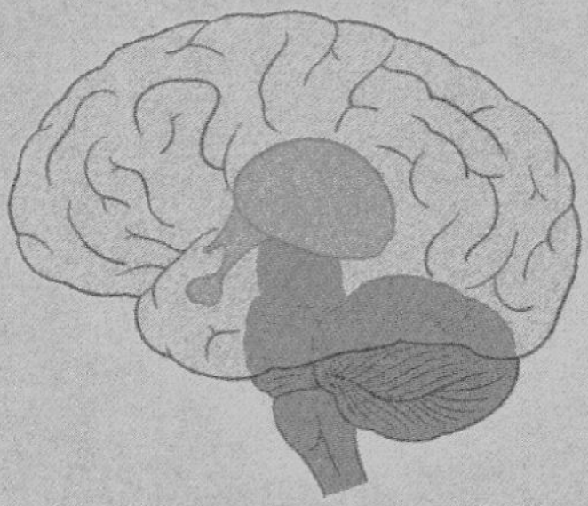

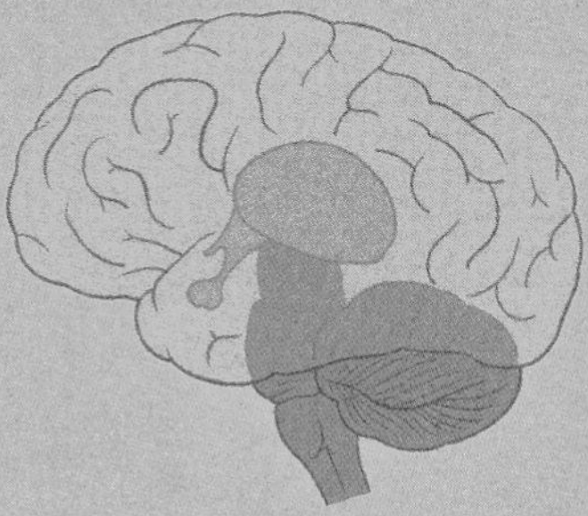